いびき・睡眠時無呼吸を
自分で治す

横向き
快眠法

寝方別の臨床データが示す呼吸数と酸素量の違い

医学博士
国際ハートスリープクリニックつくば 院長
末松義弘

現代書林

まえがき

あなたは、なぜこの本を手に取ったのでしょうか？

「いくら寝ても、寝た気がしない」

「夜中に何度も目が覚める」

「いびきがすごいらしい」

「昼間、ひどい眠気に襲われる」

「仕事中に眠ってしまうことがある」

おそらく、このようなことに悩まれているに違いありません。

この本は、〝いびき〟や〝睡眠時無呼吸症候群〟（無呼吸だけでなく〝低呼吸〟も含みます）で悩んでいる方に、自分で治す方法をお伝えします。また、自分が「睡眠時無呼吸症候群ではないか？」と疑い、悩んでいる方への解決方法をお伝えします。

睡眠時無呼吸症候群は、その名の通り、睡眠中に呼吸がない状態になる、つまり〝息が止まる〟病気です。もしも息が止まったまま再開しなければ、身体は酸素が足りなくなり、死んでしまいます。ですが睡眠時無呼吸の場合、呼吸が止まっても少しすると再開するので、本人にも「息をしていなかった」という自覚はなく、それほど深刻なこととは思っていないかもしれません。

けれども、それは大きな勘違い。大変危険な誤解です。驚かせて申し訳ないのですが、睡眠時無呼吸症候群は絶対に放っておいてはいけない〝病気〟です。

「死の四重奏」という言葉を聞いたことがあるでしょうか？　肥満・糖尿病・高血圧・脂質異常症（いわゆる悪玉コレステロールの増えすぎ）は、お互いに影響し合って、さまざまな「合併症」と呼ばれる病気を引き起こします。結果として寿命を縮めてしまうことから、死の四重奏と表現されています。

実は、さらにここに睡眠時無呼吸症候群が加わって「死の五重奏」と呼ばれることがあるのです。

詳しくは第1章で解説しますが、睡眠時無呼吸は、放っておいたらさまざまな合併症の引き金になり、死に至る病をも発症させます。たとえば狭心症、心筋梗塞、脳卒中、誤嚥性肺炎などだと聞けば、皆さんにもその恐ろしさが少し伝わるかもしれません。

ところで、もともと私は心臓血管外科医でした。そう聞くと、驚かれるでしょうか？国立循環器病センター心臓血管外科を皮切りに、アメリカやカナダでも心臓外科に従事。帰国してからも、筑波記念病院で心臓血管外科部長を務めました。ずっと心臓血管外科一筋でした。

医療に関心のある方なら、「なぜ心臓血管外科医が睡眠時無呼吸を？」「睡眠時無呼吸症候群って、呼吸器内科じゃないの？」などと訝《いぶか》しく思ったかもしれません。

私は心臓手術をしながら、「睡眠時無呼吸に気づいて治療しておけば、この心臓手術をする必要はなかっただろう」と思える患者さんに数多く出会ってきました。

最初から重篤になる病気は、そう多くありません。最初は「高血圧ですね」「血糖値が高めですよ」などと言われるレベルだったのが、放っておいたために血管の中に血の塊ができ、それでも何もしないでいたために、やがて脳梗塞や心筋梗塞を起こす、といった具合に、病気にも〝流れ〟というものがあります。

流れと書きましたが、病気の進行を川にたとえてみましょう。高血圧や高血糖が川の上流だとすると、脳梗塞や心筋梗塞は下流になります。上流で手当をしておけば大事には至らなかったのに、そこで軽視していたために、下流に来たときには大変な事態になっているのです。

上流の段階で治療しておくことを「アップストリーム治療」と言い、下流の段階で治療することを「ダウンストリーム治療」と言います。

睡眠時無呼吸のうちに治療するのは、アップストリーム治療です。そこで治療せずに流れに身を任せていると、心臓手術などのダウンストリーム治療が必要になります。

私はアップストリーム治療をすることによって、ダウンストリーム治療を減らしたいと考えています。睡眠時無呼吸の段階で治療することで、心臓病などの重篤な病気を減らすという意味です。

いびきについても同様です。「たかが、いびき。家族にはうるさいと言われるけど、それで死ぬわけじゃない」と思っていたら、とんでもない間違いです。大きないびきはすでに〝低呼吸〟になっている状態で、上流で対応が必要な症状です。
いびきは睡眠時無呼吸へと進むかなり上流の症状であり、睡眠時無呼吸は重篤な病気に進む上流の症状です。大きないびきを日常的にかいている人は、すでに睡眠時無呼吸症候群かもしれません。

でも、ここで朗報です。いびきや睡眠時無呼吸を自分で治す、とても簡単な方法があるのです。それが、この本でご紹介する「横向き寝」です。「え？　そんなことで？」と思われるかもしれませんね。でも本当です。

睡眠時無呼吸までいかなくても、いびきをかくとか、眠りが浅い人は、試しに横向きで寝てください。それだけで良くなる可能性があります。

なぜ横向きで寝るだけで、いびきや無呼吸がなくなるのか？　そのメカニズムは本文でお伝えします。

また、あなたの睡眠の質を上げるための生活のヒントについても、本文でしっかりお伝えします。

なお、この本では、多くの人に読んで理解してもらいたいと思い、できるだけ平易な言葉を使っています。医学的には少々乱暴な省略をすることで、逆に理解しやすくなると思ってのことですので、ご了解いただければ幸いです。

２０２４年８月

医学博士／国際ハートスリープクリニックつくば 院長
末松義弘

目次

序章

あなたの睡眠に何か問題は起きていないか？

第1章

いびきや無呼吸は深刻な病気と関係している

第2章

重い無呼吸にはCPAPという治療法がある

第3章 横向き寝でいびき・無呼吸は劇的に改善する

第4章 睡眠に良いとされることは何でもやってみる

序　章

あなたの睡眠に何か問題は起きていないか？

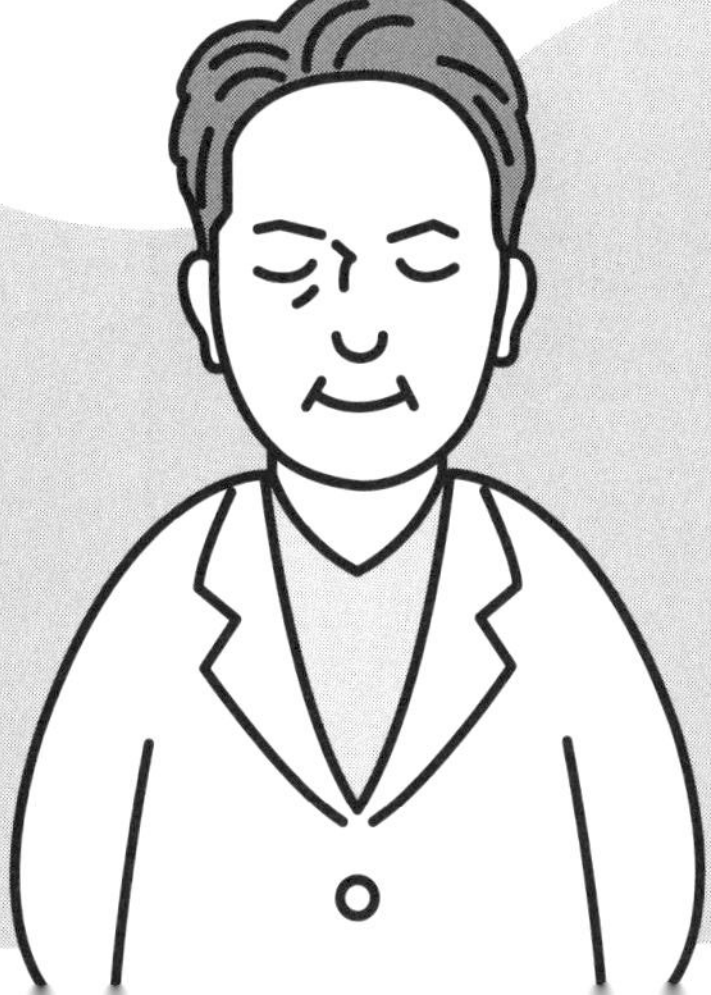

そもそも眠るとはどういうこと？

「睡眠時間」は「休息時間」ではない

睡眠――。寝ること。眠ること。

人類が誕生して以来、誰もが毎日やっていることなのに、実は睡眠についてわかっていることは多くありません。「なぜ生物は眠るのか？」すら判明していないのです。

ですが睡眠の必要性は、みんな経験からわかっています。睡眠が損なわれると、さまざまな不調が心身に起こります。睡眠に問題があると、死亡率が高くなることも明らかになっています。私たちには「良質の睡眠」が必要なのです。

良質の睡眠とは、適切な睡眠時間（量）と、充分な睡眠休養感（質）が得られた眠りのことです。

私たちは夜眠るとき、身体を横たえて、目を閉じています。しゃべることも食べることもしません。睡眠中はエネルギーの消費も低く抑えられています。そういうことから「睡眠は脳や身体の休息時間だ」と思っていないでしょうか？「睡眠によって休息が取れるから、前日の疲れが取れるのだ」と思っていないでしょうか？

それは、決して間違いではありませんが、正確でもありません。

眠っているときも脳や身体は活発に活動している

脳や身体は、睡眠中にも盛んに活動しています。睡眠中にこそ、たくさんつくられるホルモンもあります。睡眠中に体内で何が起きているか、主なことを挙げましょう。

●身体の成長・修復・再生

眠っている間には、「成長ホルモン」が盛んに分泌されています。成長ホルモンは私たちの身体を成長させる大切な物質です。

赤ちゃんはよく眠ります。「寝る子は育つ」と言われるように、睡眠中に成長ホルモンがつくられて、赤ちゃんは急成長するのです。思春期に朝起きて骨が痛むのも、睡眠中に骨が急成長したからです。

子どもだけではありません。大人の身体にとっても、成長ホルモンは必須です。成長ホルモンには筋肉・骨・皮膚を強くしたり、脂肪を分解したりする作用があります。また、ダメージを受けた「細胞の修復・再生」もします。さらに、「疲労回復」も成長ホルモンの働きです。

この成長ホルモンは、夜、最初に訪れた深い眠りのときにつくられます。

●免疫力の強化

皆さんも「免疫細胞」という言葉は聞いたことがあるでしょう。「免疫」とは、難しく言うと「非自己を排除すること」。簡単に言うと「自分の身体から有害な物質を排除しようとする働き」です。病原体を食べたり、弱らせて動けなくしたり、病原体に感染した自分の細胞を殺したりします。

そういう役目を担っているのが数々の免疫細胞です。

私たちが眠っているときに、この免疫細胞は活発に働きます。

また睡眠中には、免疫に関連する物質もたくさんつくられます。「メラトニン」というホルモンや、「サイトカイン」というタンパク質などもその一例です。

このように、免疫細胞が活発に働き、関連物質がつくられることで、体内に侵入するウイルスや細菌と闘う「免疫システム」が強くなります。つまり、睡眠中に私たちの免疫力は上がっているわけです。

目覚めが近づく明け方には、「コルチゾール」というホルモンが増えます。コルチゾールは体内の脂肪をエネルギーに変えたり、炎症を抑えたりします。もしも睡眠の質が悪いと、成長ホルモンが充分につくられないうちにコルチゾールが増えてしまい、その状態が長く続くと免疫系の機能が落ちる可能性があります。

●記憶の整理と強化

日中の行動、思考、学習、感情などは、脳に記憶されています。その情報を、脳は睡眠中に整理し直していると考えられています。眠っている間に情報は、脳の中を行ったり来たり、結びついたり切り離されたりしながら、不要な記憶は捨てられて必要な記憶は強くされていきます。

情報が整理されていくプロセスで、それが意識につながり、起きても覚えていることがあるのが「夢」です。

睡眠中に情報が整理されるので、起きたときに脳はリフレッシュされています。

一晩で繰り返す2種類の睡眠サイクル

睡眠には「深い眠り（ノンレム睡眠）」と「浅い眠り（レム睡眠）」という、まったく違う2種類の状態があります。

ノンレム睡眠とレム睡眠は交互に現れ、それが一晩に4、5回繰り返されています。眠りは深いほどいいと思われがちですが、浅い眠りも必要だからこそ、このようなサイクルがあります。もう少し詳しく説明しましょう。

●「ノンレム睡眠」という深い眠り

「ノンレム」はNon-Rapid Eye Movement（急速な眼球の運動がない）の略で、深い眠りを指します。ノンレム睡眠のとき、脳のエネルギー消費と神経細胞の活動は、最低レベルになります。

私たちの脳の中には、「大脳皮質」というところがあります。大脳皮質は、知覚、自分の意志による動き、思考、推理、記憶などをつかさどっています。ノンレム睡眠のとき、この大脳皮質は休んでいます。

寝返りを打つのは、このノンレム睡眠のときです。脳がしっかり休んでいるのに、身体の筋肉は動くことがあって、寝返りもその一つなのです。

ノンレム睡眠のときには、深部体温（脳や腸など、身体の奥の体温）が下がり、脳が冷やされ、身体から熱が放出されるために、寝汗をかくことがあります。

このノンレム睡眠のときに、嫌な記憶が消去され、ストレスなどが取り除かれるとされています。

ノンレム睡眠は、眠りの深さで次の4段階に分けられます。

・〈段階1〉…………声をかければすぐに目覚める程度の眠り
・〈段階2〉…………耳から入る情報をキャッチできる程度の眠り
・〈段階3・4〉……大声で呼んだり、身体を揺すったりしなければ起きない深い眠り

ところで私たちの身体の中には、網の目のように「神経」が張り巡らされています。「運動神経」や「自律神経」という言葉はよく聞きますよね？

自律神経には、活発に活動するときに働く「交感神経」と、休んでリラックスするときに働く「副交感神経」の2種類があります。

交感神経と副交感神経は反対の働きをするわけですが、お互いを補完しながら上手にバランスを保っています。

深いノンレム睡眠のとき、交感神経は休んでいて、副交感神経が優勢になっています。

このバランスがとても重要だということを覚えておいてください。第1章で睡眠時無呼吸がもたらす怖い病気について解説しますが、病気が起こるメカニズムの中で、交感神経と副交感神経は重要なキーワードになります。

●「レム睡眠」という浅い眠り

「レム」は Rapid Eye Movement（急速な眼球の運動）の略で、浅い眠りを指します。
レム睡眠のとき、身体は休んでいますが、脳は目覚めた状態に近くなっていて、活発に動いています。脳の中では神経回路が活発に活動していて、情報や経験が整理され、記憶の強化や定着などが行われると考えられています。このときに、はっきりした「夢」を見ています。

レム睡眠のとき、脳は活発に動いていますが、筋肉は緊張していないので、身体は動きません。

よく「金縛り」という言葉を聞きますが、いわゆる金縛りは、レム睡眠のときの目が覚めた状態です。

目が覚めても身体の筋肉は緊張せずに緩《ゆる》んでいるので、動くことができないわけです（レム睡眠でも身体が動いてしまう症状がありますが、それは「レム睡眠障害」という病気です）。

後で詳しく説明する「睡眠時無呼吸症候群」は、筋肉が緩んでいるレム睡眠のときに悪化するのが一般的です。

●「ノンレム・レム」のサイクル

眠りにつくと、まずは深いノンレム睡眠が始まります。ごく短時間に〈段階1〉→〈段階2〉→〈段階3〉→〈段階4〉と進み、深い眠りに落ちます。寝つきのいい人は、〈段階4〉まで10分もかかりません。

最も深いノンレム睡眠は、寝た直後の1、2回目のサイクルでしか現れません。このノンレム睡眠をしっかり取ると、成長ホルモンがしっかりつくられます。認知症になりにくくなるとも言われます。

〈段階4〉の眠りが1時間ぐらい続くと、〈段階4〉→〈段階3〉→〈段階2〉→〈段階1〉と眠りが浅くなっていき、筋肉の動きが鈍くなります。そして、眼球が左右に急速に動きはじめます。

そうなると、次に短いレム睡眠（10分ぐらい）に移行します。レム睡眠は浅い眠りですが、外からの刺激を遮断する機能が働いているので、物音などがしても目が覚めやすいということはありません。

この「ノンレム・レム」の1サイクルは、一般的には90～120分とされて、それが一晩に数回繰り返されます。

普通の睡眠は「最も深いノンレム睡眠」で始まり、「ごく短いレム睡眠」に移行するわけですが、サイクルが繰り返されるにつれてノンレム睡眠はだんだん短くなっていき、逆にレム睡眠はだんだん長くなっていきます。

そして明け方になると、「〈段階2〉→〈段階1〉のノンレム睡眠」から「長いレム睡眠」を経て、目覚めます。

明け方の長いレム睡眠では、目覚める準備が始まり、体温も上がり出します。この長いレム睡眠の終わる頃に見た夢を覚えていることは多いものです。その前のレム睡眠でもさかんに夢は見ているのですが、ほとんど忘れられています。

このサイクルが最後まで行かないうちに、大音量の目覚まし時計で起こされると、なかなか気分のいい目覚めにはなりません。

睡眠のサイクルはこうなっている

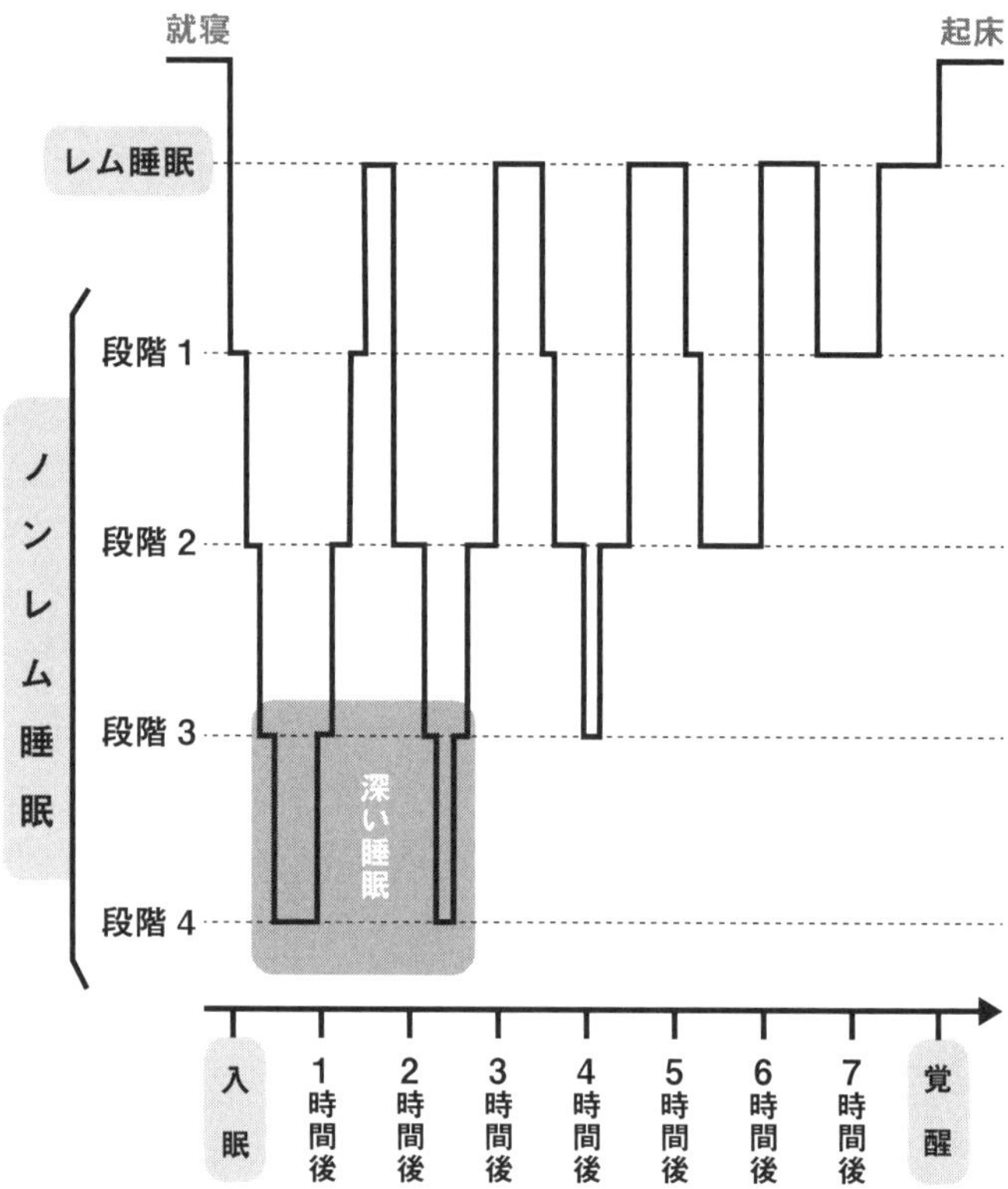

睡眠の量と質は、年齢が上がるにつれて変化するものです。また、「ノンレム・レム」の1サイクルの時間や、サイクルの回数などは人によって違うため、理想的な睡眠について一律には語れません。

ですが、過不足のない睡眠時間の中で、深いノンレム睡眠と浅いレム睡眠がバランス良く訪れ、4、5回の「睡眠サイクル」が安定的で、睡眠中に問題が起こらなければ、それは「質の良い睡眠」だと言えるでしょう。

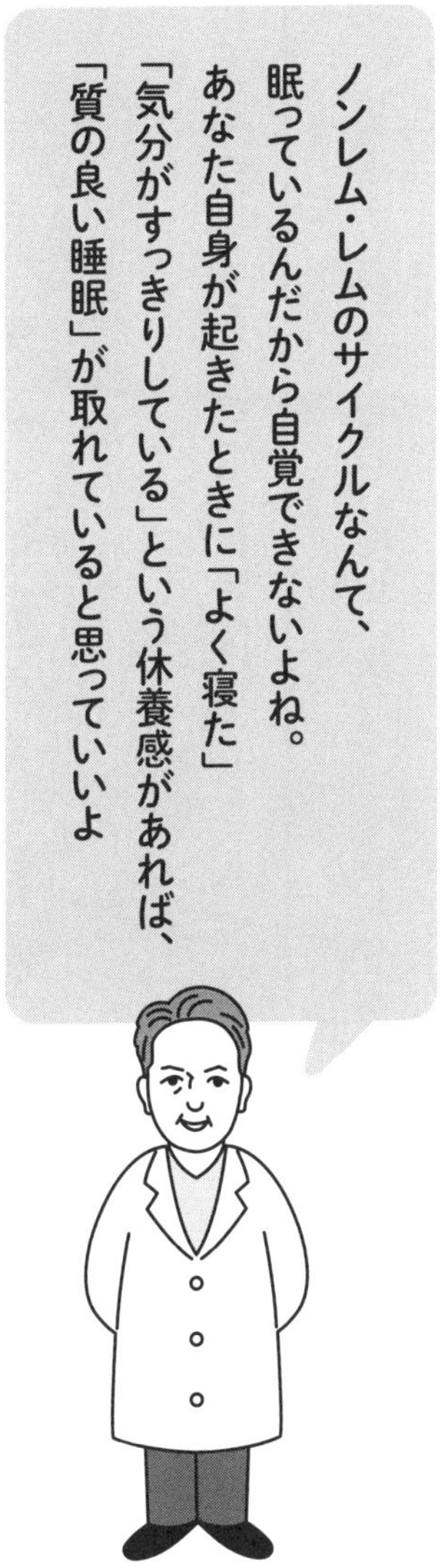
ノンレム・レムのサイクルなんて、
眠っているんだから自覚できないよね。
あなた自身が起きたときに「よく寝た」
「気分がすっきりしている」という休養感があれば、
「質の良い睡眠」が取れていると思っていいよ

世界で最も睡眠に問題がある日本人!?

世界一短い日本人の「睡眠時間」

ここまで質の良い睡眠については、理解してもらえたと思います。ところが困ったことに、質の良い睡眠が取れていない日本人が大勢います。

まず、睡眠時間が足りていません（次ページ上図）。

そして、日本人の睡眠時間は世界最短であるとは言いすぎかもしれませんが、次ページ下図のように、２０２１年の調査では、日本人の１日の睡眠時間は33カ国中33位、つまり最下位でした。

33カ国の平均は８時間28分、日本は７時間22分。国によって調査方法が違い、「寝床で過ごした時間の長さ」と「実際に眠っていた時間の長さ」が区別されていないために厳密な比較ではありませんが、それでも日本人の睡眠時間の短さは際立っています。

日本人の睡眠時間は8時間未満が9割

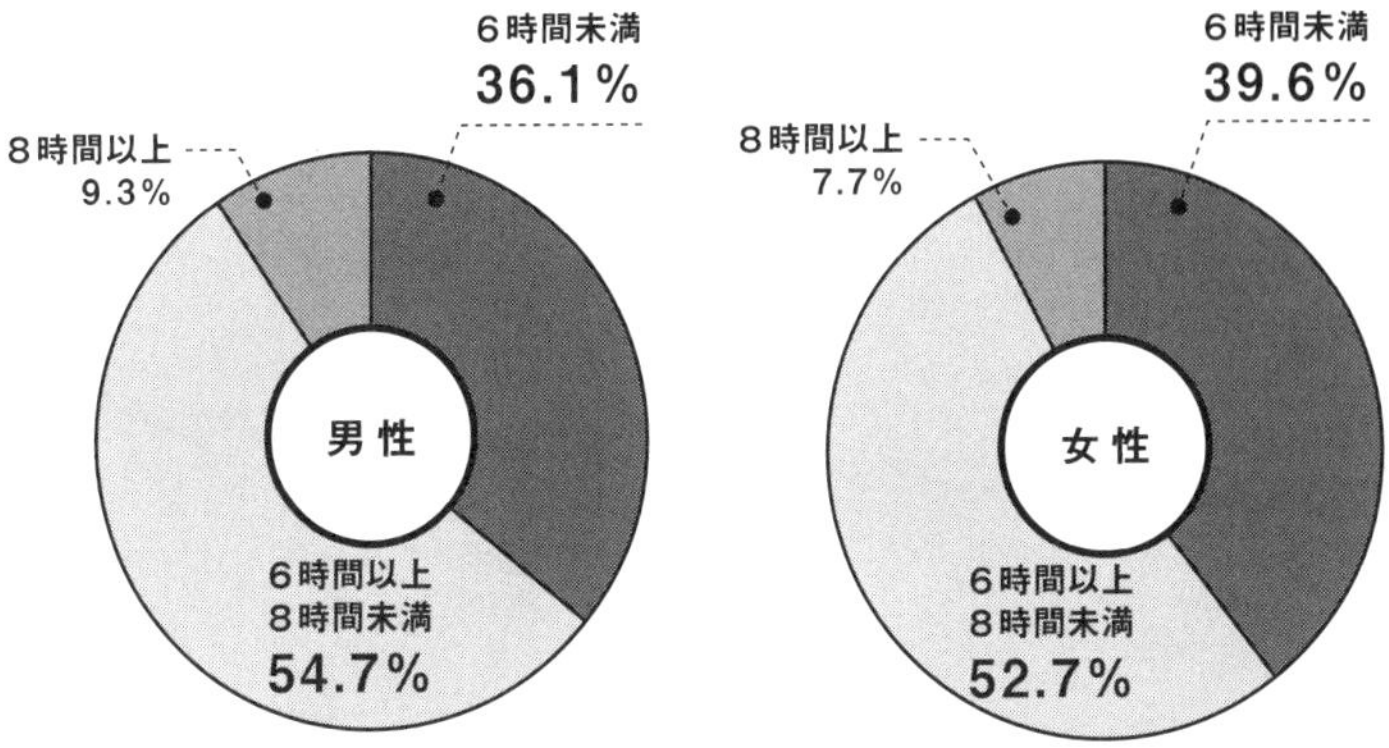

厚生労働省「平成30年国民健康・栄養調査報告」より

世界の中で睡眠時間は日本が最も短い

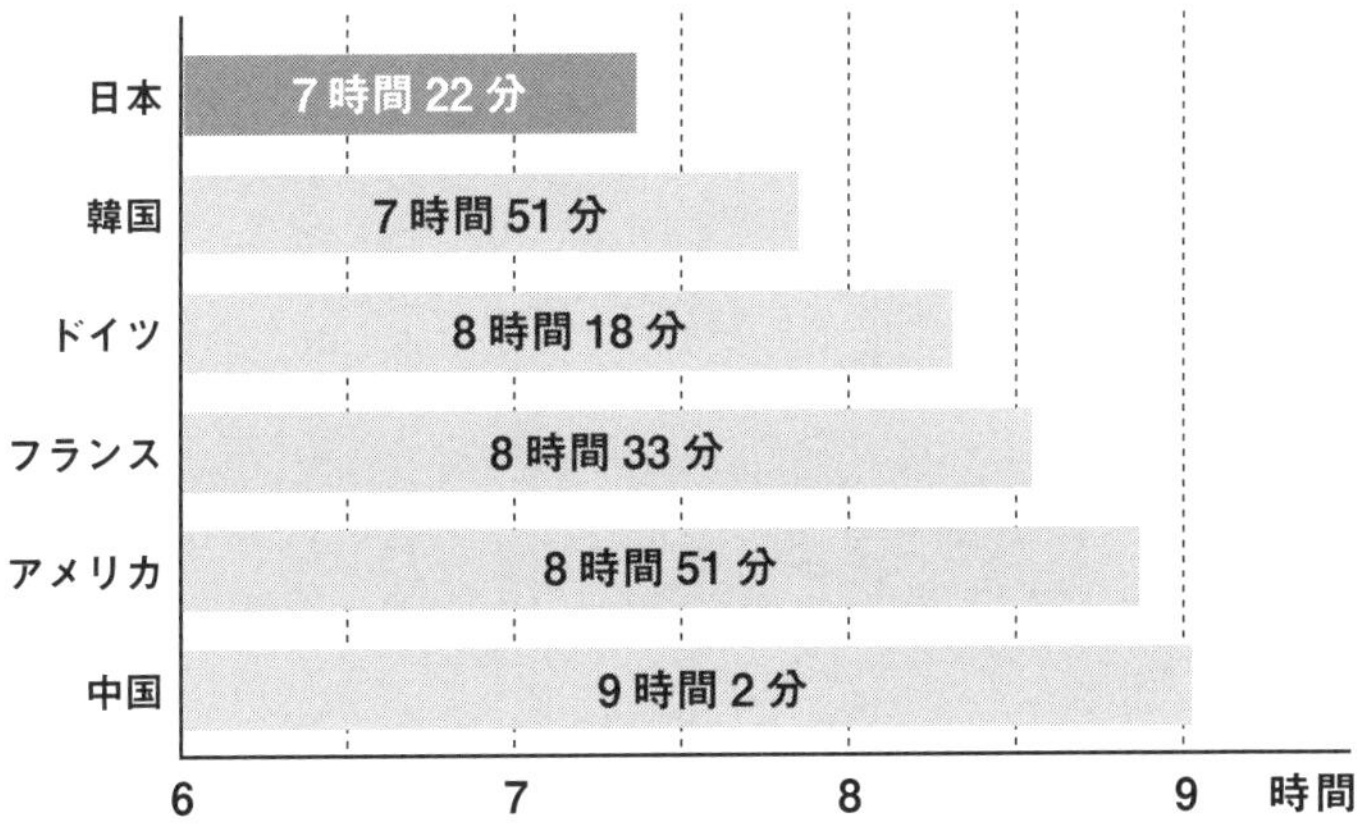

厚労省「知っているようで知らない睡眠のこと」より

睡眠関連などの医療機器を扱う会社が行ったインターネット調査によれば、日本人の平均睡眠時間は6時間27分。前ページの調査より約1時間も短いのですが、調査した17カ国の中で最下位という順位は同じでした。

もっとも「理想的な睡眠時間」が科学的にわかっているわけではありません。実際、ナポレオンのように2～3時間しか寝なくても問題のない「ショートスリーパー」もいれば、アインシュタインのように10時間ぐらい寝ていた「ロングスリーパー」もいます。最適な睡眠時間は人によって違うのでしょう。

それでも、目安としての理想は7・5～8時間と言われています。そして、日本人の平均値はその時間よりも短いのです。

もちろん日本人の多くがショートスリーパーなら、それでも問題ないでしょう。けれども多くの日本人は、自分の睡眠時間が充分だと思っていません。

厚生労働省の調査によれば、「睡眠で休養が取れていない人の割合」は年々増加していて、２０１８年には23・4％になっています。

厚労省は２０００年に「日本人が睡眠時間を確保できない理由」を調べています。それによると、男性は「仕事、勉強、通勤、通学などで睡眠時間が取れないから」が40・2%で最多、女性は「悩みやストレスなどから」が30・4%で最多でした。ただし女性の25〜34歳では「育児のため」が30・5%で最多でした。

睡眠への「満足度」も世界最低

前のページで紹介したインターネット調査によると、「睡眠の質に満足していない」という日本人は約40%。世界平均の30%をはるかに上回っています(次ページ上図)。

次ページの下のグラフは、老舗の寝具メーカーが調査した「日本人の睡眠への満足度」の結果です。

「睡眠に満足している」人が最も少ないのは30代・40代です。ちょうど働き盛りと子育て世代に当たります。50代以降になると、年代が上がるにつれて「満足している」人の割合が高くなっています。

これには睡眠時間の問題もあるでしょう。同じ調査で「睡眠時間は充分」だと答えた人は、30代・40代が最も少なかったからです。

睡眠への満足度は日本が最下位

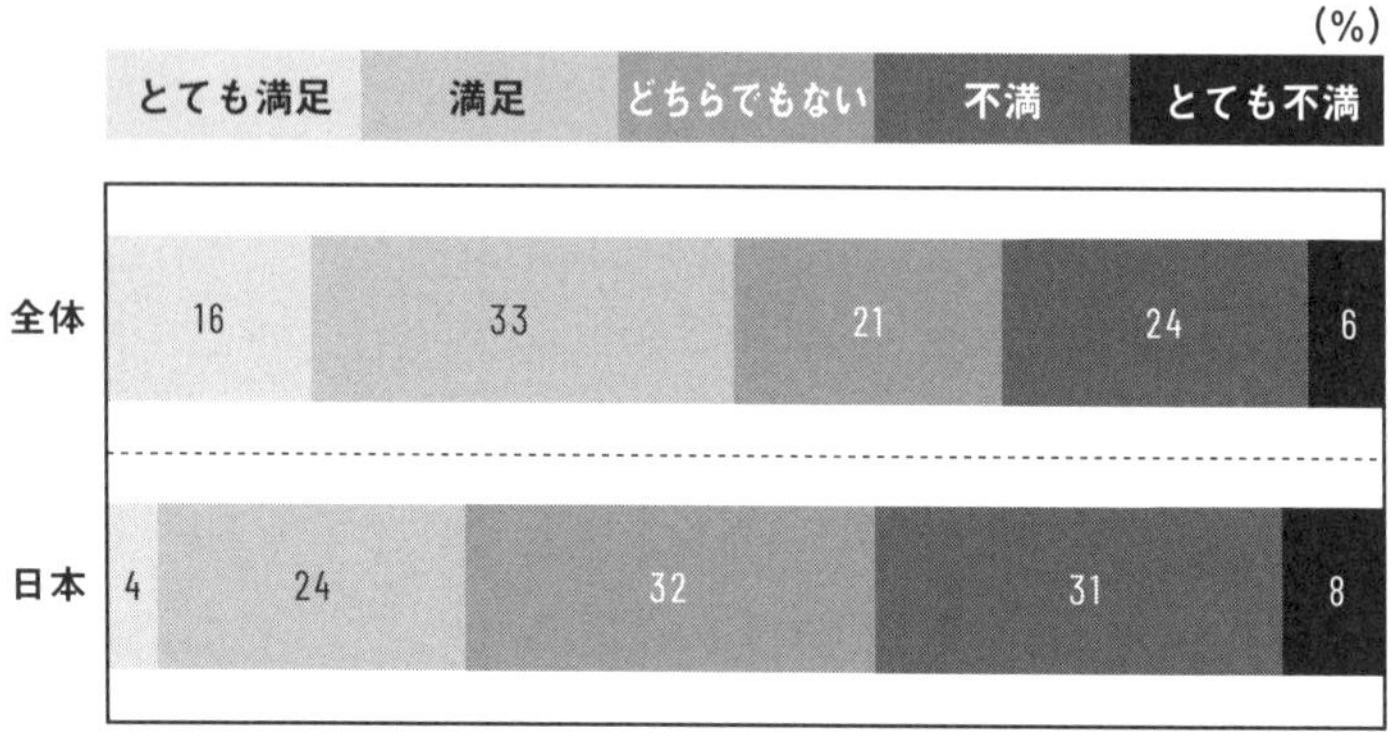

「レスメド 世界睡眠調査 2024」(ResMed) より

睡眠の質に満足していない30代・40代

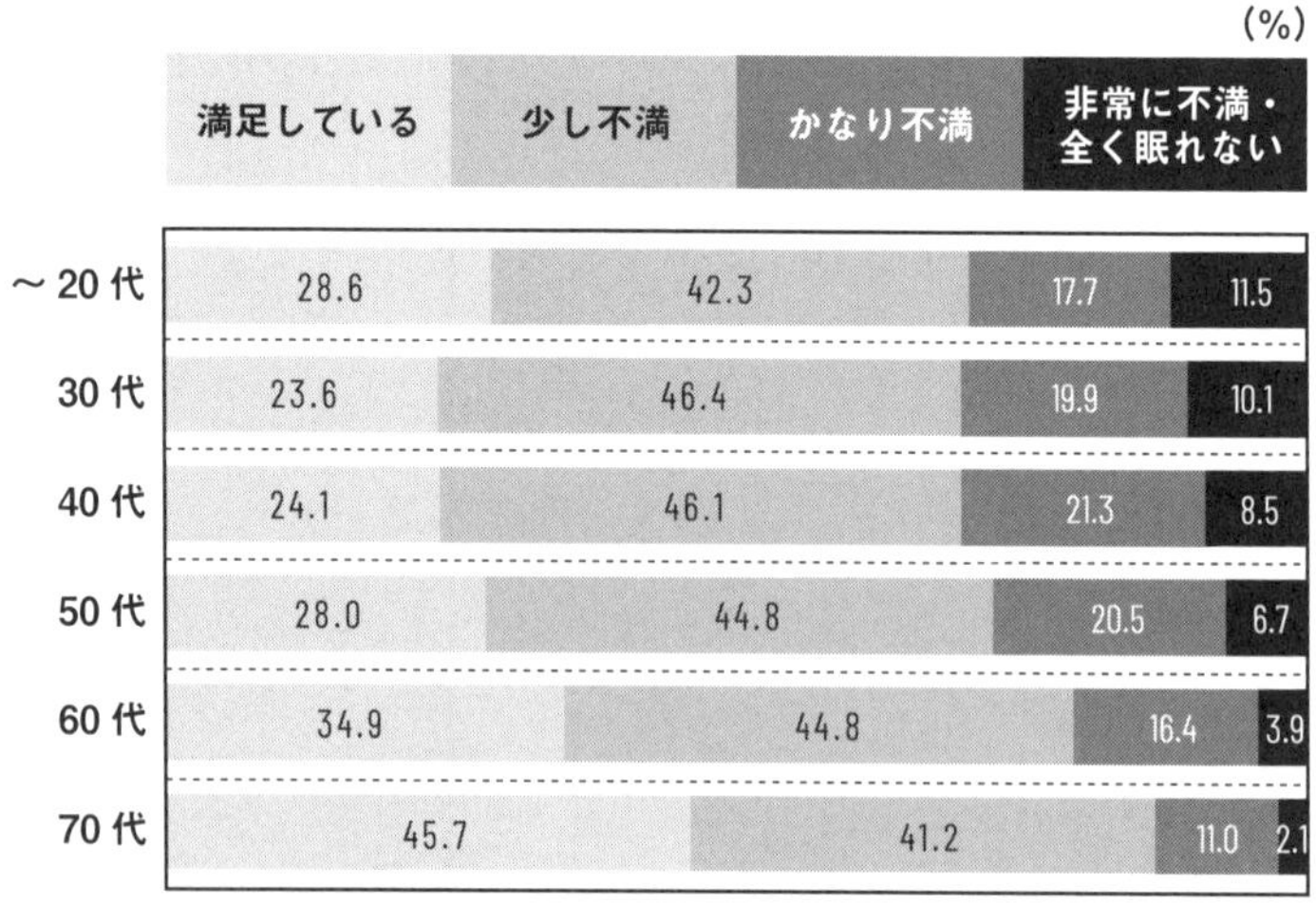

「西川睡眠白書 2023 ～日本人の睡眠調査～」(日本睡眠科学研究所) より

もちろん、睡眠の満足度は時間だけに左右されるものではありません。「寝つきが悪い」「途中で目が覚める」「トイレに起きる回数が多い」「少しの刺激ですぐ目が覚める」「いびきが大きい」「寝ているときに肩・首・腰が痛い」「歯ぎしりをする」……など、睡眠中の困りごとは多種多様です。

多種多様な「眠りの悩み」が、日中の活動や、全身の健康状態に影響することになると問題は深刻です。「朝、起きるのがつらい」「起きたときに疲れが取れていない」「仕事中に激しい眠気に襲われる」といった人は、日中の活動に多少なりとも支障が出ていることでしょう。

睡眠時無呼吸症候群の人が交通事故を起こすリスクは、そうでない人の5倍だとも言われます。実際に、トラックやバスの事故で運転手が睡眠時無呼吸だったという報道を覚えている人も多いでしょうし、新幹線のオーバーランが大きなニュースになったこともありました。

「睡眠時無呼吸症候群」が原因かもしれない!?

睡眠時無呼吸は「睡眠問題」のラスボス

もしかすると、あなたが睡眠に満足できていないのは睡眠時無呼吸症候群のせいかもしれません。

睡眠時無呼吸症候群は「睡眠障害」の一つです。睡眠障害と一口に言っても、実は80種類もあって、そのうちの一つに過ぎないのですが、数ある睡眠障害の中で睡眠時無呼吸は〝ラスボス〟的な存在かもしれません。

ラスボスというのは、コンピュータゲームなどで最後（ラスト）に待ち受けているボスのようなキャラクターのこと。つまり、最強最悪の存在ということです。

睡眠障害の中で最強最悪の存在である睡眠時無呼吸になっている人は、アメリカでの統計ですが、男性は24％、女性は9％です。日本人はもっと少ないという統計もあるのですが、実態を表わしているとは言えません。その根拠は次項で述べましょう。

無自覚な患者さんが多すぎる

睡眠時無呼吸があるにもかかわらず、それを〝わかっていない〟人はとても多いのです。それは仕方がないことです。眠っている間のことなのですから、自覚できなくて当然と言えば当然でしょう。自分が睡眠時無呼吸症候群かどうかは、きちんとした検査を受けなければわかりません。

〝わかっていない〟人が多いのは、検査を受けた人が少ないからでもあります。前出の世界的なインターネット調査（レスメド世界睡眠調査2024）で、こんなデータが出ています。

「睡眠時無呼吸症候群を知っている」という日本人は78％で、調査した国の中で1位でした。その一方で、「睡眠時無呼吸症候群と正式に診断された人」は8％で、最下位だったのです。これは決して、日本人が睡眠時無呼吸症候群についてよく知っている一方で、実際の患者数はとても少ない、ということではありません。

「医師に睡眠課題について相談したことがある」と回答した日本人が、そもそも19％しかいないのです。医師のところで検査を受ける人が少ないから、診断された人も少ないのは当然です。

これは、日本人の多くが「睡眠に関わる問題を軽視している」ことにほかなりません。

実際、この世界規模の調査によれば、「睡眠パターンを追跡・分析するアプリやウェアラブルデバイス（手足につける装置）などを使って〝自分の睡眠パターンを追跡している〟人は、世界平均では36％に上っているにもかかわらず、日本人は9％で最下位でした。

医師でさえわかっていない無呼吸⁉

実は患者さんだけではなく、睡眠時無呼吸症候群についてはプロの医師でさえわかっていない人が多い、と聞くと驚くでしょうか？　でも、本当のことです。かくいう私自身も、かつてそうでした。

医師が睡眠時無呼吸症候群を見落としてしまう典型例を挙げましょう。

●間違って泌尿器科を訪れる患者さん

夜中に2、3回目が覚めてトイレに行くのは、睡眠時無呼吸症候群の典型的な症状です。いびきをよくかく人や睡眠時無呼吸のある人は、深い睡眠を取れていないため、夜中に何度も目が覚めるのです。

ところが患者さん自身は、夜中に何度もトイレに起きるのは膀胱の問題だと考えて、泌尿器科に行ってしまうのです。

特に患者さんが年配の男性だと、医師は「前立腺が肥大していますね」と言って薬を処方します。前立腺は年齢が上がると多かれ少なかれ肥大するので、完全な間違いではないのですが、本質的な問題は前立腺ではありません。その男性が夜中に目覚めるのは、無呼吸が原因だからです。

呼吸をしなくなると、身体は酸素が足りなくなって危険な状態に陥ります。脳は「このままでは死んでしまうぞ！」と警告を発します。そして寝ている自分を目覚めさせようとして、強心作用のあるカテコラミンやドーパミンなどという、さまざまな物質をつくり出します。このときに、そういう物質の働きによって尿もつくられるのです。つまり夜中に目覚めるのは前立腺の問題ではなく、身体が危険を知らせるサインなのです。

実際、私の知っている泌尿器科医に「夜間頻尿で来る患者さんに、睡眠時無呼吸症がないか検査してごらんなさい」と勧めたことがあります。彼が検査したところ、そのほとんどが睡眠時無呼吸症候群だったそうです。彼は「こんなにいるのか」と驚いていました。そういう患者さんは、無呼吸を治せば朝までぐっすり眠れるようになります。前立腺の問題ではなかったということです。

●心臓外科医のお世話になる患者さん

私も以前はわかっていませんでした。

まえがきでも書いたように、私はもともと心臓外科医です。30年近く心臓病を治すためにメスを握ってきたのです。急性大動脈解離の手術、脳梗塞予防の心臓手術などが日課でした。

その中で、心臓手術が成功しても心不全を繰り返す患者さんの特徴として、睡眠時無呼吸を合併していることに気づいたのです。そういう患者さんの多くは、心臓の精密検査では異常が認められません。

患者さんの多くは、心臓外科に来る前に内科を受診しています。けれども、その内科で睡眠時無呼吸の検査を受ける人はほぼいません。ですから私も長い間、気づくことができなかったのです。

心臓病の背景に睡眠時無呼吸があるという事実。この驚くべき事実を知っている医師は本当に少ないのです。

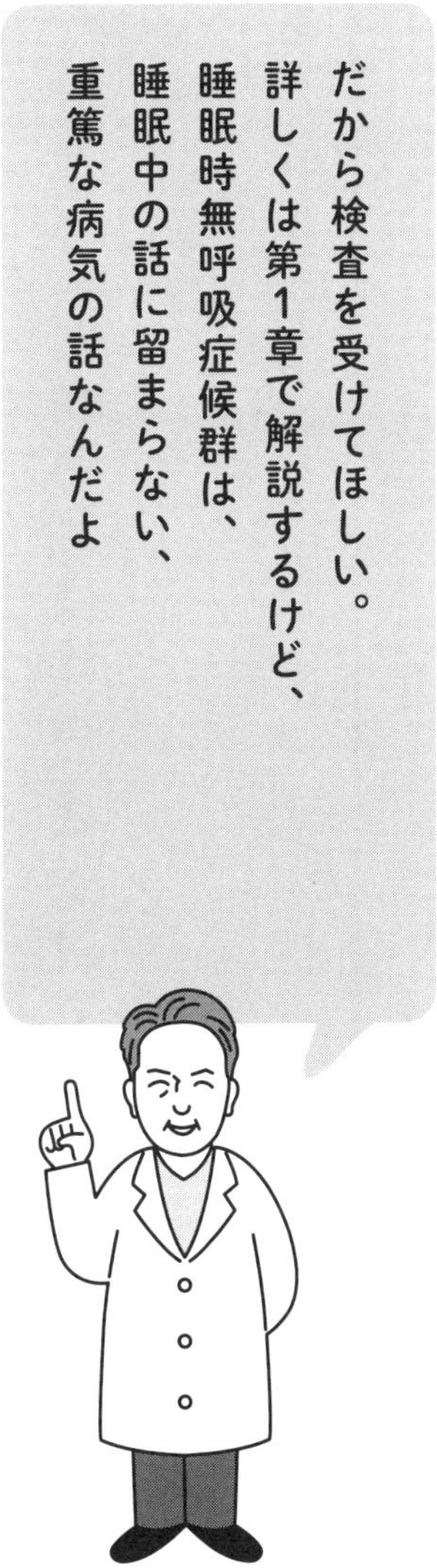
だから検査を受けてほしい。
詳しくは第1章で解説するけど、
睡眠時無呼吸症候群は、
睡眠中の話に留まらない、
重篤な病気の話なんだよ

気になることがあれば検査を受けてほしい！

まずはセルフチェック

自分が睡眠時無呼吸症候群かどうか、多少の見当はつくものです。次のチェックリストを見てください。睡眠時無呼吸症候群の主な症状です。

(1)朝、起きたとき

□よく眠った気がしない。
□倦怠感や頭痛がある。
□ひどく喉が渇いている。
□ひどい寝汗をかいている。

(2)昼間、起きているとき

□ひどい眠気に襲われる。
□突然、居眠りを始める。
□集中力が低下している。

(3)夜、寝ているとき
□呼吸がなくなったり呼吸が薄くなったりを繰り返す。
□ひどいいびきをかく。
□身体が異常に動く。
□急に目覚める（喘《あえ》ぎや窒息感があることも）。
□頻繁にトイレに起きる。

(1)〜(3)のそれぞれに当てはまる項目があれば、睡眠時無呼吸の可能性があります。
「どのぐらい当てはまりましたか？」と聞かれても、(1)(2)はともかく、(3)は睡眠中のことなので、わからない項目のほうが多いでしょう。

それでも家庭用ムービーやスマホの録画機能を使って、自分が眠っているときに上半身を撮りっぱなしにすれば、(3)についても確認できます。ＩＣレコーダーで録音するだけでも、いびきや呼吸はわかります。

とはいえ完璧なセルフチェックはできません。ですから検査が必要なのです。

検査の方法は3種類

検査には「簡易検査」と「精密検査」があり、どちらも夜、普通に眠っているときにやります。

かつて精密検査は入院して受けるものでしたが、機械が簡便になったこと、コロナ禍で病院に行きづらくなったことから、自宅での検査も認められるようになりました。今は自宅で検査する人がほとんどです。

つまり、簡易検査でも精密検査でも、自宅で、自分でできるのです。ただし、まずは医療機関に行って問診を受け、検査のための装置を手配してもらうことになります。

●簡易診断器「パルスオキシメーター」

無呼吸になると、血液の中の酸素濃度が低くなります。硬い表現をすると「血中酸素飽和度が低下している」状態です。

パルスオキシメーターは指先などを挟むだけで、皮膚を通して血液中の酸素濃度と脈拍がリアルタイムで測定できる装置です。

病院はもちろん、一部のスポーツクラブでも使われているので、「あ、それ知ってる！」と思う人もいるでしょう。

けれども、ここで言うパルスオキシメーターはそれとは違います。睡眠時無呼吸症候群に特化した検査機器で、一晩中ずっと酸素濃度を記録する機能がついています。

使い方は簡単。手首にセンサーを装着して眠るだけです。センサーが血液中の酸素濃度と脈拍数を測定します。3割負担の人なら、たった300円程度で受けられます。

この検査では「3％ODI（酸素飽和度低下指数）」という値がわかります。3％ODIは、酸素濃度が前回の計測値よりも3％以上下がった回数です。

これによって「低酸素」だと判断されれば、睡眠時無呼吸症候群である可能性は高いのですが、断定はできません。「呼吸」がどのようになっているのかを、さらに調べる必要があります（45ページに健康な人と睡眠時無呼吸の人のグラフの例を載せておきます）。

パルスオキシメーターはこうして調べる

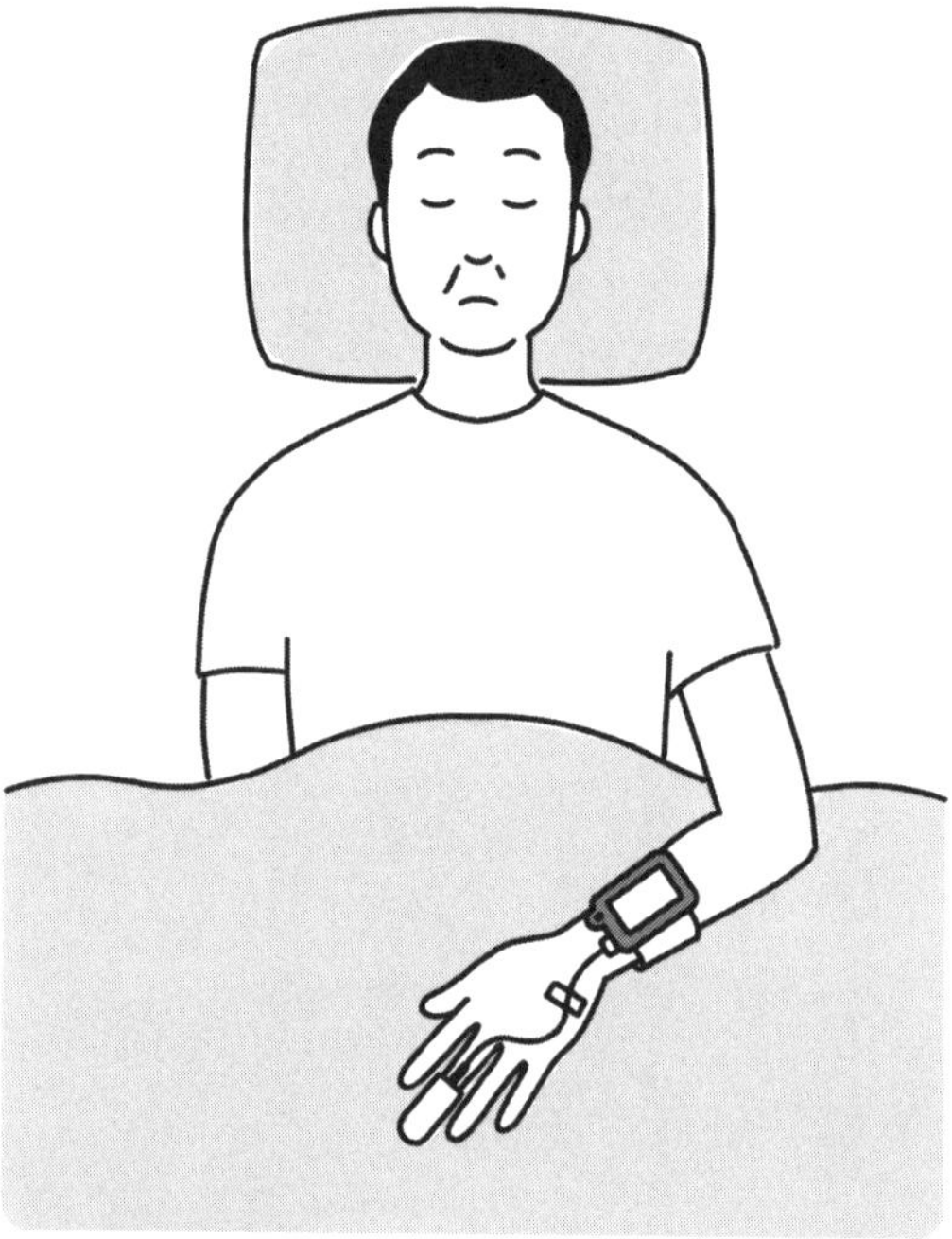

測定項目

血液中の酸素濃度、脈拍数など

パルスオキシメーターでも違いはわかる

●健康な人の酸素濃度と脈拍

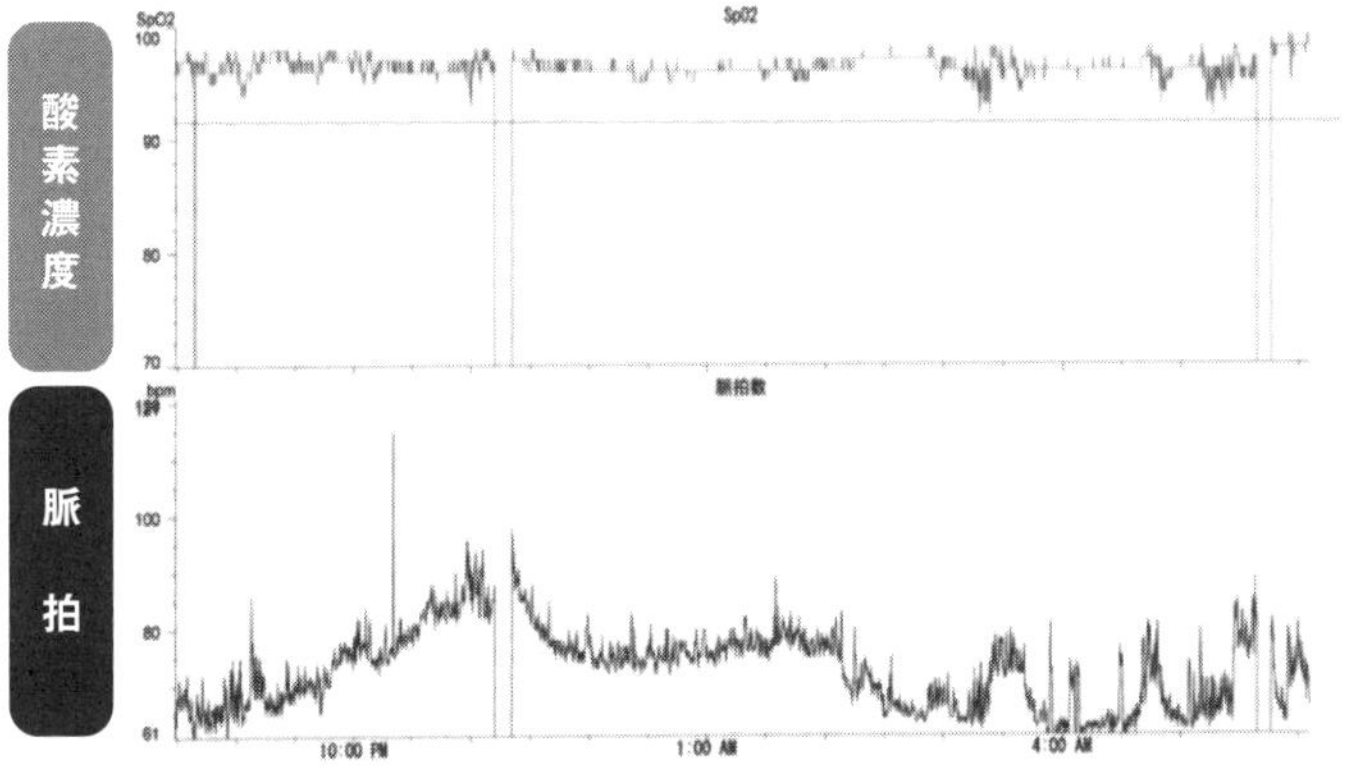

●睡眠時無呼吸症候群の人の酸素濃度と脈拍

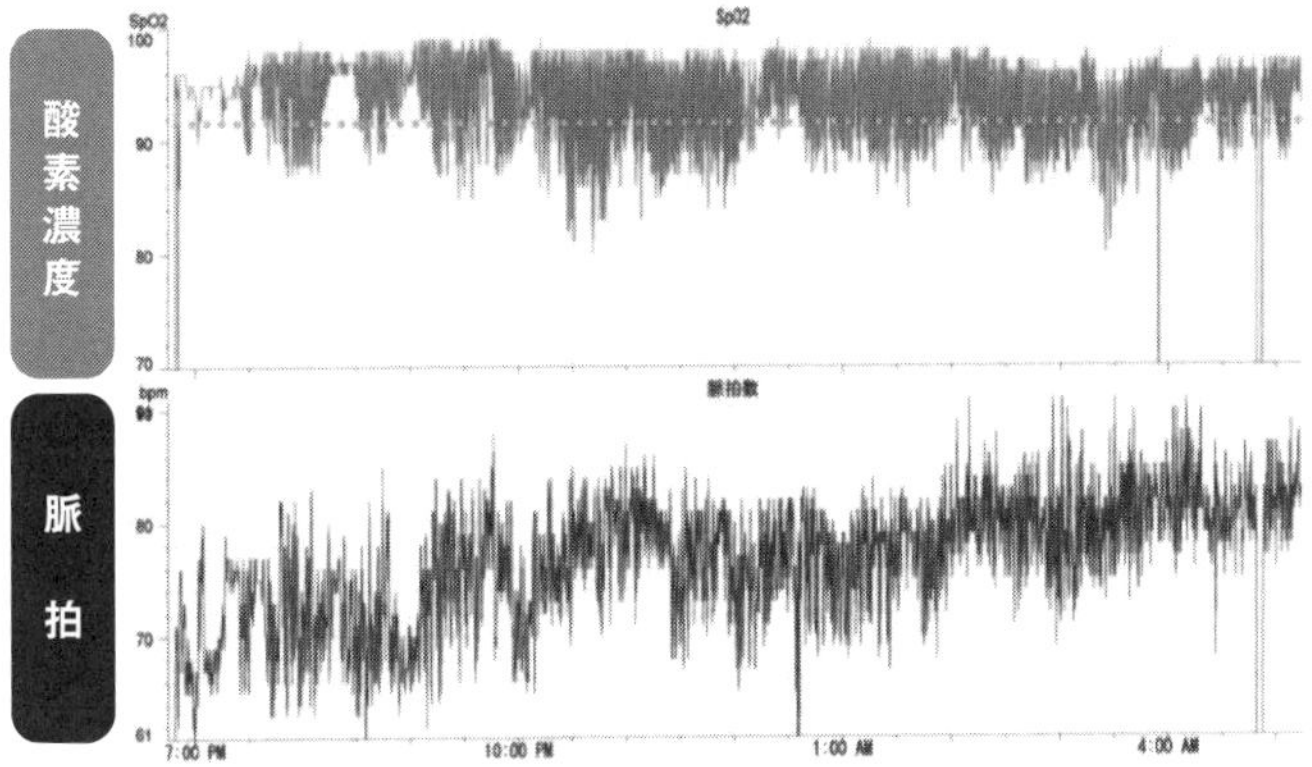

●簡易検査「OCST」

OCST（out-of-center sleep testing）とは検査施設外睡眠検査の略、つまり在宅で受けられるという意味で、これも睡眠時無呼吸の簡易検査です。費用は、3割負担の人なら2700円くらいです。

前項の指につけて検査をするパルスオキシメーターに加えて、胸に「センサー付きのバンド」、鼻に「気流計」をつけることで、睡眠時無呼吸の「障害の程度」がわかります。障害の程度は、後で解説する「AHI」という指数で判断されます。

このときに重力センサーを使えば、寝ているときの姿勢（仰向けか、横向きか）もわかります。

この検査の結果、AHIが40以上で、さらに「眠気がひどい」など睡眠時無呼吸症候群の症状が明らかなら、後述する「CPAP《シーパップ》」という治療の対象になります。AHIが40未満なら、精密検査（PSG）が必要になります。

このOCST検査は、CPAPで治療した後の効果を判定するためにも使われます。

簡易検査のOCSTはこうして行う

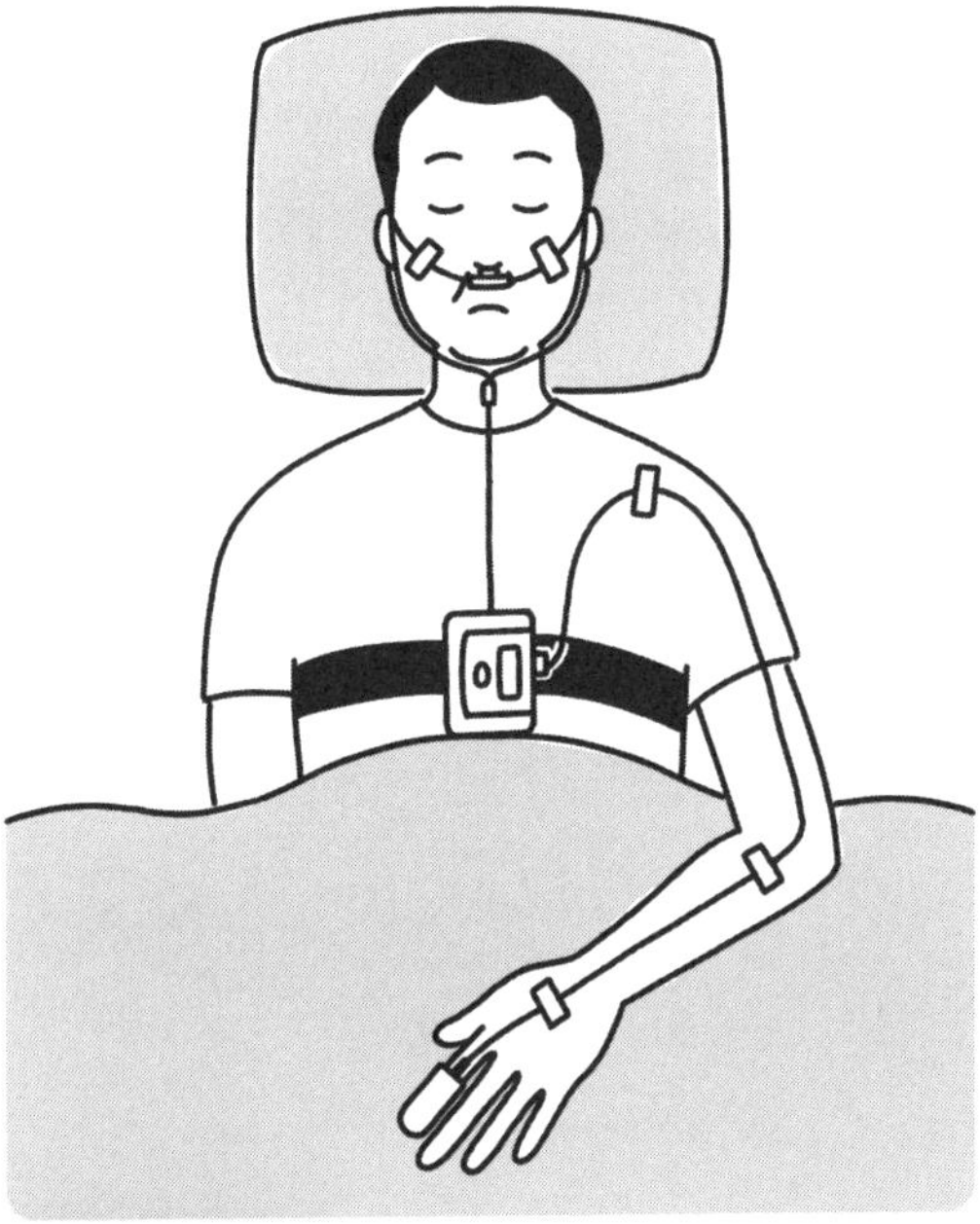

測定項目

血液中の酸素濃度、脈拍数、
鼻の呼吸フロー、いびき、
胸・腹の動き、睡眠中の体位など

●精密検査「PSG」

「パルスオキシメーターによる簡易検査」で3%ODIが10以上か、「OCSTの簡易検査」でAHIが10以上であれば、次は精密検査である「PSG（Polysomnography：ポリソムノグラフィー）検査」を受けることになります。PSG検査は睡眠時無呼吸症候群かどうか、最終的に確定診断を下せる精密検査です。

PSG検査では、脳波や心電図なども測定します。呼吸の状態だけではなく、睡眠の状態（レム睡眠か、ノンレム睡眠か）、眠りの深さ、睡眠の分断（睡眠中に何度も、ごく短時間目覚めること）状態もわかります。寝ているときの姿勢（仰向けか、横向きか）や異常な行動もわかります。他の睡眠障害や合併症の有無などもわかります。

次ページのように、さまざまなセンサーを身体につけて眠ることになりますが、痛みなどはまったくありません。この状態でも、寝返りは打てるし、起き上がってトイレに行くこともできます。

費用は、3割負担なら1万1250円くらいです。

精密検査のPSGはこうして行う

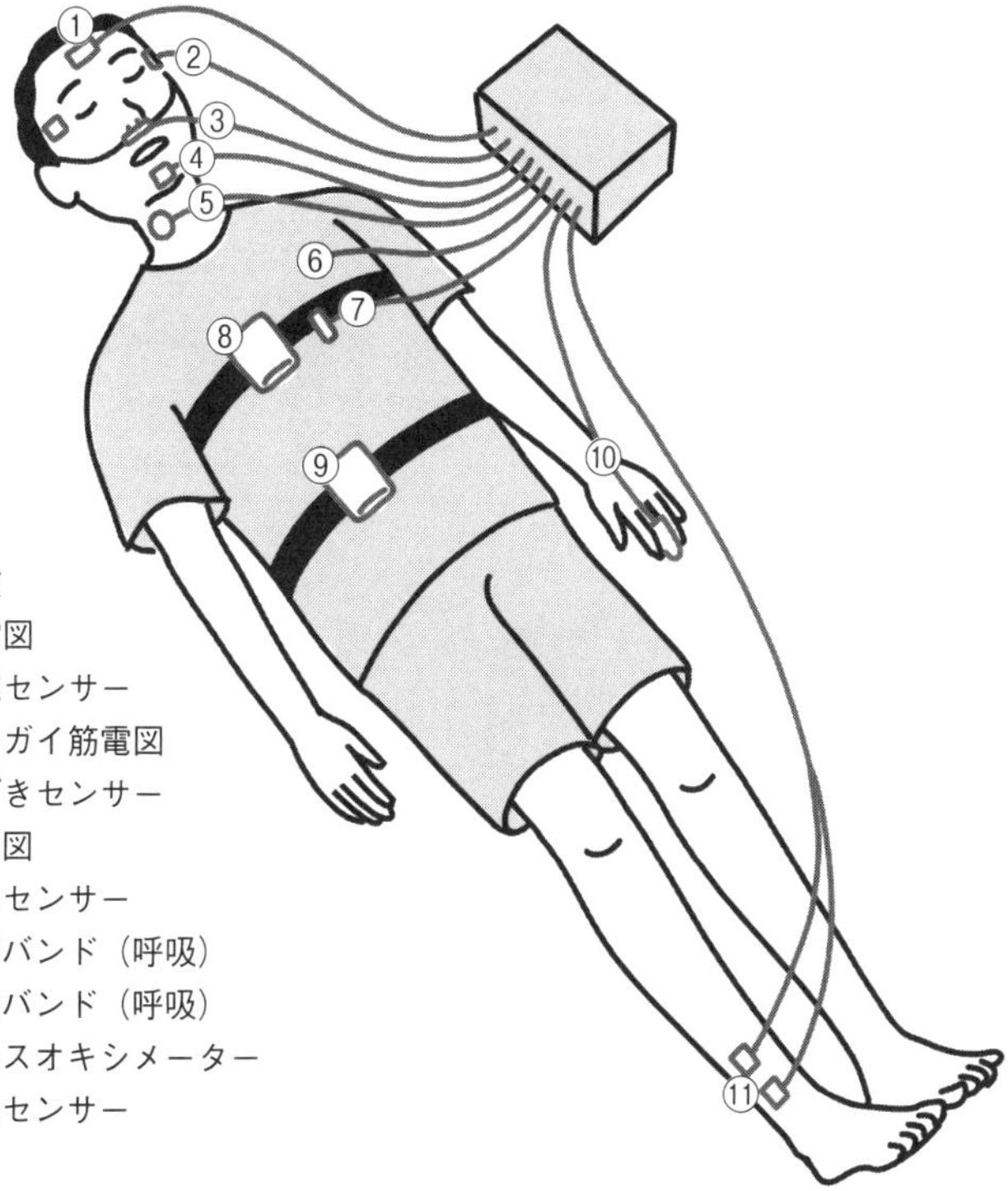

①脳波
②眼電図
③気流センサー
④オトガイ筋電図
⑤いびきセンサー
⑥心電図
⑦体位センサー
⑧胸部バンド（呼吸）
⑨腹部バンド（呼吸）
⑩パルスオキシメーター
⑪下肢センサー

測定項目

血液中の酸素濃度、脈拍数、脳波、眼球運動、オトガイの筋電、いびき、胸・腹の動き、体位、心電図など

検査でわかること

検査の結果は、あなたの「睡眠の状態」「呼吸の状態」「酸素の状態」を示します。簡単な例を次のページに挙げましょう。

睡眠の状態とは、睡眠時間のほか、レム睡眠・ノンレム睡眠の割合などです。眠りの深さと質がわかるわけです。

呼吸の状態とは、無呼吸と低呼吸それぞれの最長時間などです。いびきの割合もわかります。ちなみに40dB（デジベル）とは、深夜の市内や静かな住宅地の昼間程度、つまりかなり小さな音です。

酸素の状態とは、血液中に含まれる酸素の濃度です。酸素濃度が低下した回数や、最低値を知ることはとても大切です。

この男性のＡＨＩは12・1で、睡眠時無呼吸症候群としては「軽症」と診断されています。ですが、後で述べますが、血液中の酸素の最低値が88なので、安心できるレベルとは言えません。

PSGでは睡眠の実態がわかる

●40代男性の検査結果

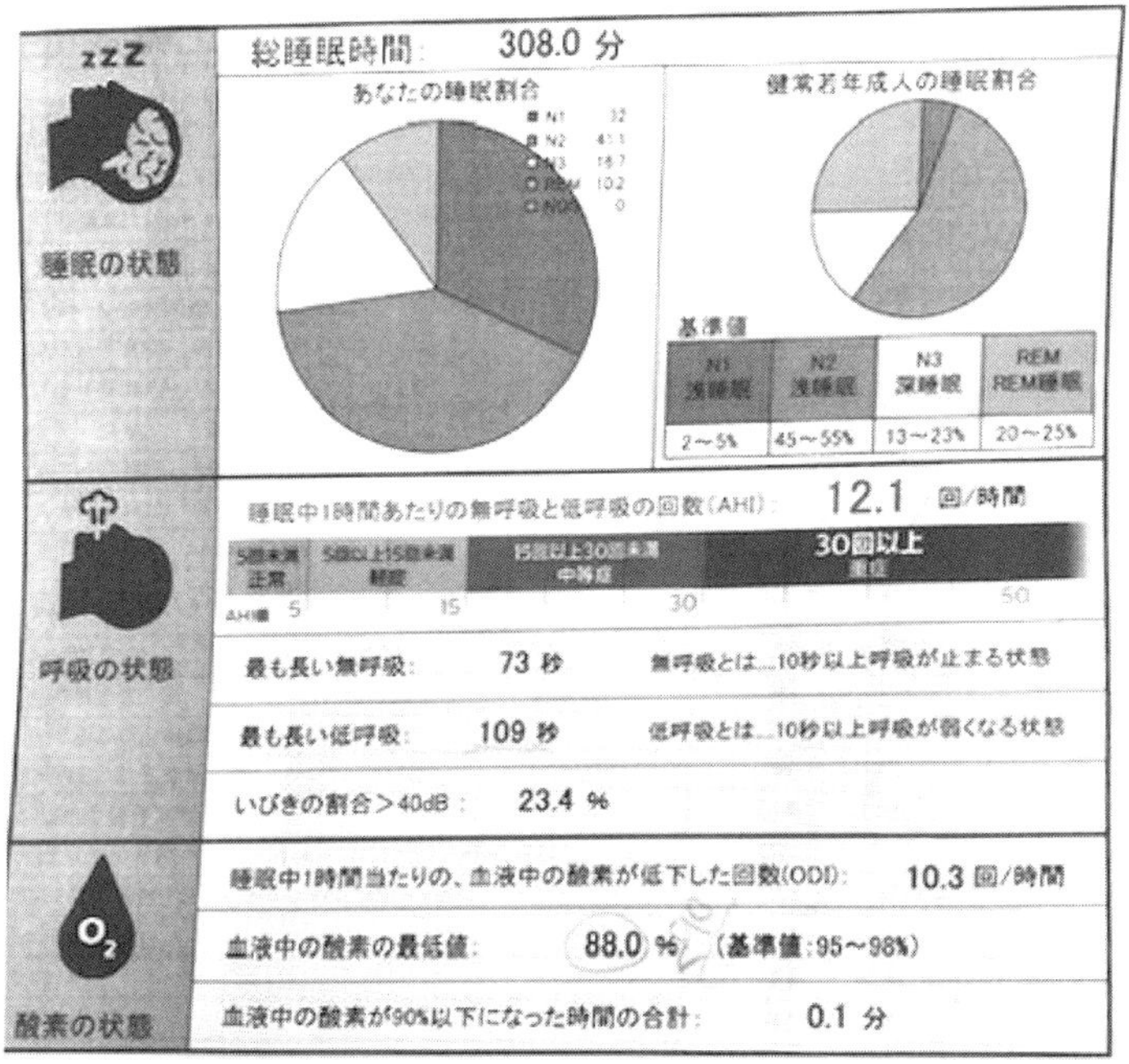

どこで検査が受けられるか？

では、検査はどこで受けられるのでしょうか？　確実なのは、「いびき・睡眠時無呼吸治療」などと謳っている「睡眠クリニック」です。睡眠科、睡眠外来、睡眠センターなどを開設している大きな病院でも大丈夫です。

そういう睡眠に特化したクリニックや病院の診療科でなくても、睡眠時無呼吸の検査器機を用意している医療機関はたくさんあります。

睡眠時無呼吸症候群の治療に使われるＣＰＡＰ装置を扱っている医療機関なら、どこでも検査を受けられます。最もたくさん扱っているのは、呼吸器内科です。次に多いのが耳鼻咽喉科で、次は精神科です。精神科と聞くと意外に思うかもしれませんが、精神障害の人は不眠を抱えていることが多く、そのために筋弛緩剤《きんしかん》のような薬を処方すると、睡眠時無呼吸になりやすいのです。他にも、内科、循環器科、脳神経内科、さらには歯科、口腔外科でも、できる所があります。

ただし、睡眠時無呼吸の診断や治療をする医師に、専門医という資格は必要ありません。睡眠時無呼吸の危険性や治療の必要性を充分に理解していない医師に当たる可能性もあるので、できれば睡眠を専門にしている医療機関に行くほうがいいと思います。

検査に行くことのハードルが高い人へ

とはいえ、もともと「病院が嫌い」「検査は苦手」という人もいるでしょう。検査に行くのはハードルが高いと思っているかもしれません。そういう人に紹介したい、ハードルの低い〝入り口〟がいくつかあります。

たとえば血液中の酸素濃度は、市販の「パルスオキシメーター」でも簡単に測れます。眠っているときに指先につけておき、「95%を切ることがある」とわかれば、睡眠時無呼吸の可能性が高いです。もっともリアルタイムの数値しかわからないので、家族の誰かが睡眠中ずっと見張っていることになり、これは現実的ではないでしょう。

現実的なものとして、家族にそんな負担をかけずにすむ、自分でできる検査方法があります。少し費用がかかるものもありますが、検査という負担感はありません。

●スマートフォンのアプリ

いびきの大きさを録音して、睡眠時無呼吸のセルフチェックができるアプリがあります。無料のものもあります。

ただし、アプリだけでは正式な診断はできません。アプリでいびきに気づいたら、専門の医療機関を受診して検査を受けてください。

●アップルウォッチ

アップルウォッチはｉＰｈｏｎｅと連携して、心拍数や運動負荷の測定などの健康管理もできる、腕時計型のデバイスです。

新しい機種では血液中の酸素濃度を測定でき、睡眠トラッキング機能も搭載されているので、睡眠の質やパターンをモニタリングできます。

とはいえ、睡眠時無呼吸症候群を診断できるわけではありません。睡眠中の異常な心拍数や動きのパターンが検出されたら、専門の医療機関で検査を受けてください。

●こんなカプセルホテルも存在する

全国の主要都市でカプセルホテルを経営しながら、「睡眠解析事業」も展開する会社があります。宿泊客の承諾を得たうえで、カプセルの中で睡眠状態を測定し、睡眠の質や呼吸状態などを判定するサービスをしています。身体の動き、いびきの音、寝顔画像なども測定し、測定結果を睡眠レポートとして送ってくれます。

もちろん診断までできるわけではありませんが、睡眠時無呼吸症候群のリスクが判定されれ、病院も紹介してくれるので、出張のついでなどにやってみる価値はあります。

●勇気を出して一歩踏み出そう

ハードルの低いアプリから始めるとしても、最終的には医療機関を受診しなければ、本当のところはわかりません。第1章で詳述しますが、いびきや睡眠時無呼吸を放っておくと、大きな病気になる可能性が高いのです。ですから、どうぞ勇気を持って一歩を踏み出し、検査を受けてください。

本書の読み方

まずは第1章を読んでください。

検査を受けて、「睡眠時無呼吸症候群ではありません」と診断されたとしても、安心してはいけません。第3章を読んで「横向き寝」を実践し、第4章も読んでください。それが睡眠時無呼吸症候群の予防になります。

検査を受けて、「軽い睡眠時無呼吸症候群ですが、治療は必要ありません」と言われても、安心してはいけません。第2章の「重症でなくてもCPAPを使うべき理由」（122ページ）を読んで、検査の落とし穴について知ってください。そして第3章を読んで「横向き寝」を実践し、第4章も読んでください。

検査の結果、「睡眠時無呼吸症候群です」と診断されたら、第2章を読んで、適切な治療を受けてください。そして、第4章を読んで生活を変えてください。

え？　まだ検査を受ける勇気がない？　そういう人は、第3章を読んで、すぐに横向き寝を始めて、第4章も読んで生活を改善してください。

第 **1** 章

いびきや無呼吸は深刻な病気と関係している

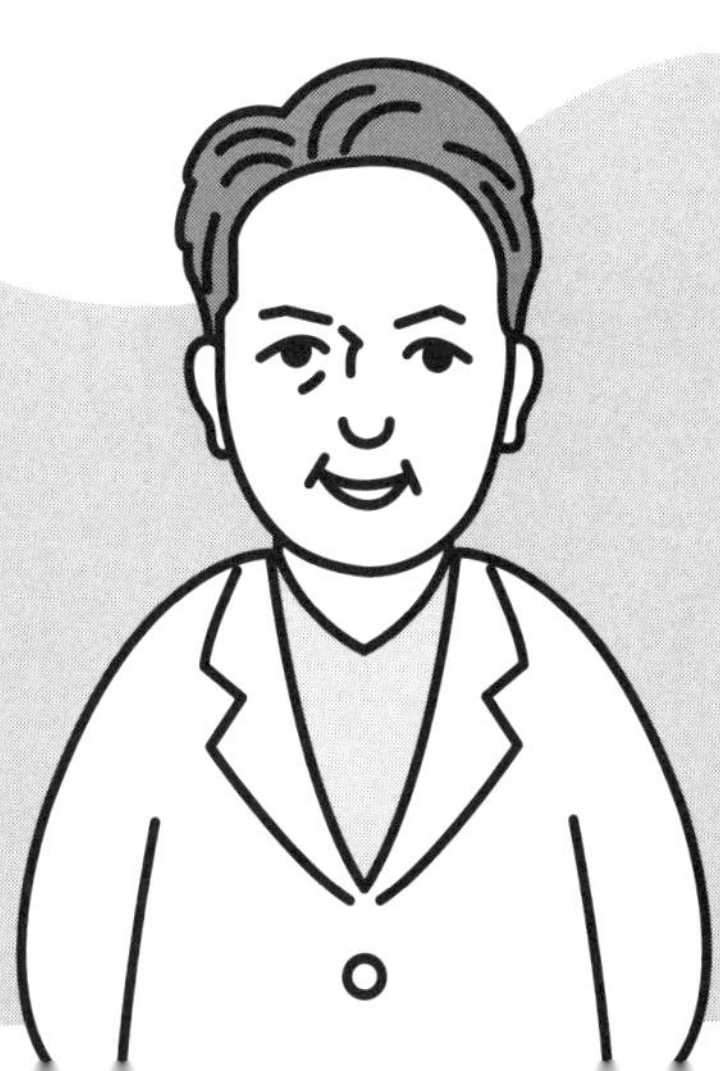

いびきの正体を知る

いびきを軽く考えてはいけない

睡眠時無呼吸の前に、「いびき」について解説します。自分のいびきで目が覚めたり、家族から指摘されたりして、「いびきをかいている」という自覚のある人もいるでしょう。「高いびき」という言葉がありますね。心配事などがなく、ぐっすり眠っている様子を表わすいいイメージの慣用句ですが、とんでもないです。いびきもまた、深刻な睡眠障害の一つです。

●なぜ人はいびきをかくのか？

いびきは眠っているときに、喉や鼻が発する呼吸の音です。「寝息」がうるさくなったものとも言えます。

口笛でもトランペットでもそうですが、空気が管《くだ》の中を通るとき、その空気は振動して音を発します。トンネルの中でゴォッという音がするのも同じです。

いびきもまた、身体の中にある管を通る空気の音です。その管を「気道」と呼びます。気道は、鼻から喉頭（のどぼとけ）までが「上気道」、それより下が肺を含めて「下気道」と呼ばれています。

口の奥のほうには、「軟口蓋《なんこうがい》」と呼ばれるところがあります。ものを食べたときに、鼻への通路を塞いで、食べ物が鼻に入るのを防ぐところです。誰でも仰向けに寝れば、その軟口蓋が垂れ下がります。それによって気道が閉じかけると、狭い管を空気が通ることになるので、軟口蓋がぶるぶると振動して、これがいびきになるのです。

軟口蓋の先の「喉頭蓋《こうとうがい》」というところには、飲み込んだ飲食物が肺に入らないような仕組みが備わっています。

上気道はこのようにとても複雑な組織なので、もともと狭い部分や凹凸があって、ちょっとしたことで塞がれてしまうのです。次のページは、上気道の簡単な図です。いろいろな部位の名前を書いていますが、これでも簡略化しています。

私たちの上気道はこうなっている

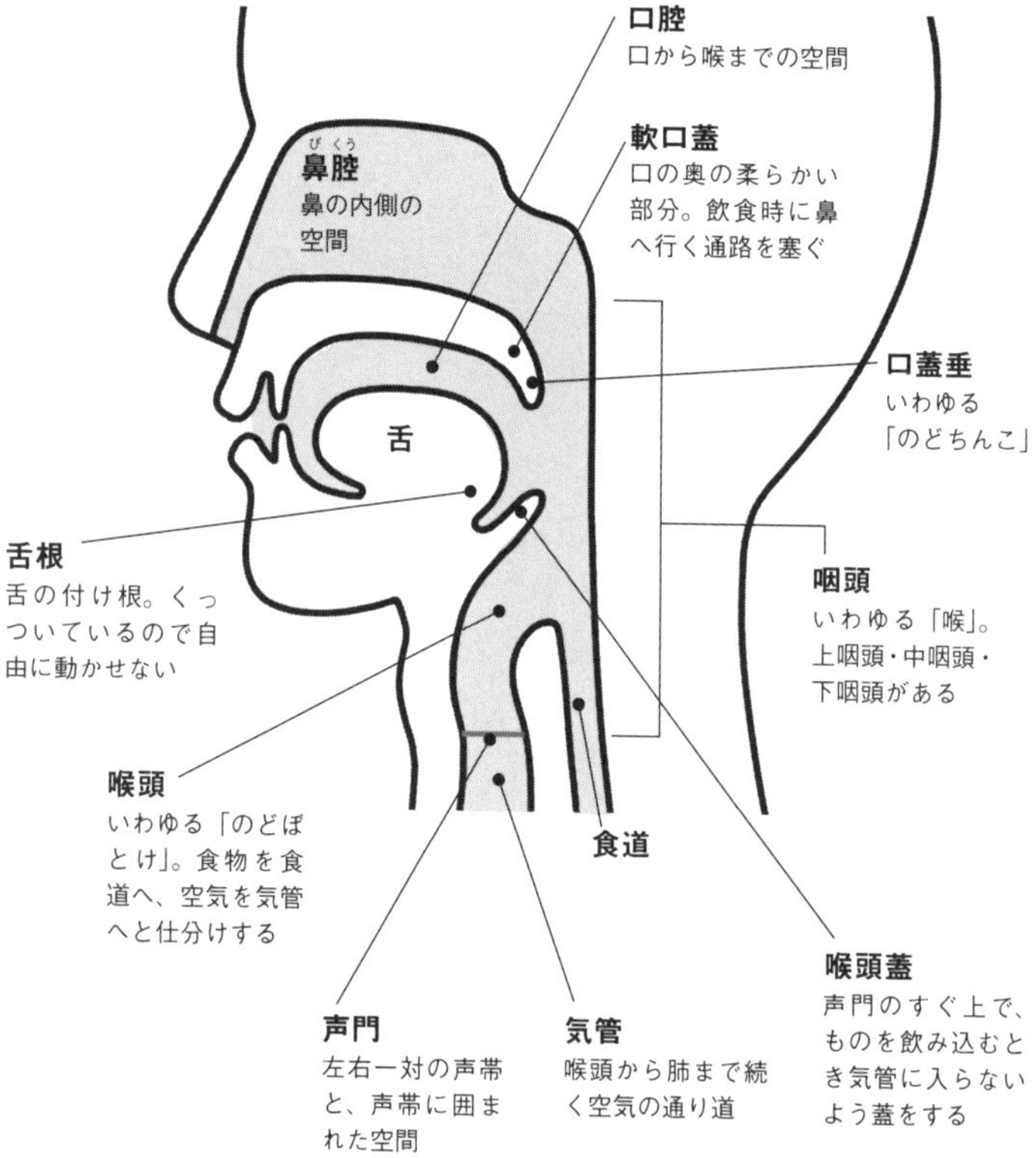

太りすぎると首にも脂肪がたまり、この上気道が圧迫されます。風邪を引いたりお酒を飲みすぎたりしても、このあたりの組織が腫れて、やはり上気道が圧迫されます。眠っているときに上気道が圧迫されると、上気道は狭くなります。

太っていても、風邪を引いても、お酒を飲みすぎても、上体を起こしていれば、上気道が圧迫されたとしても、上気道が狭くなることはありません。呼吸に伴って、上気道を拡げる筋肉が働くからです。ところが眠ってしまうと、この筋肉がだらんと緩んで、気道を拡げる力は弱まってしまいます。そうなると、どうなるでしょうか？

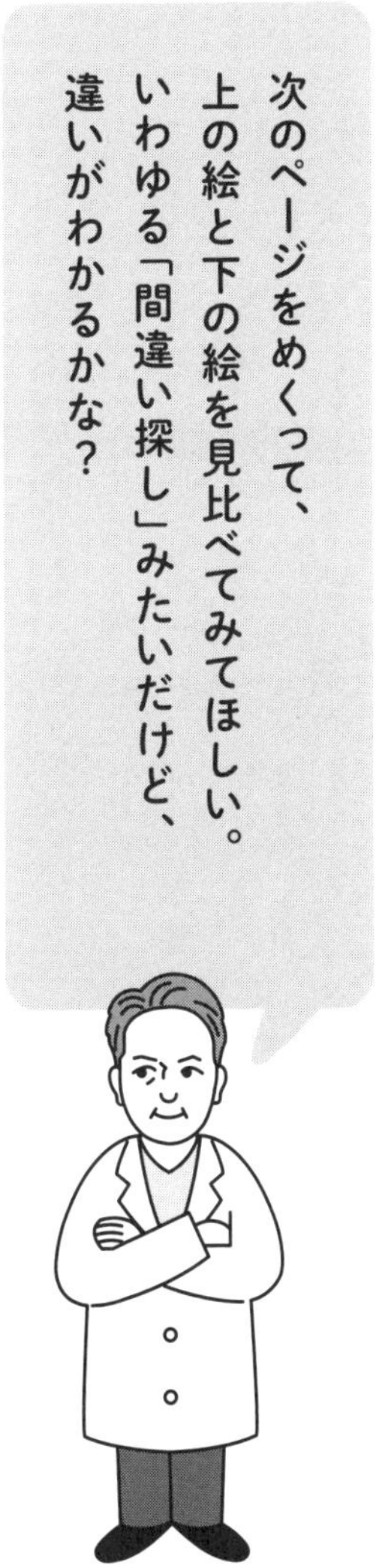
次のページをめくって、
上の絵と下の絵を見比べてみてほしい。
いわゆる「間違い探し」みたいだけど、
違いがわかるかな？

いびきをかく人の上気道はこうなっている

●健康な人

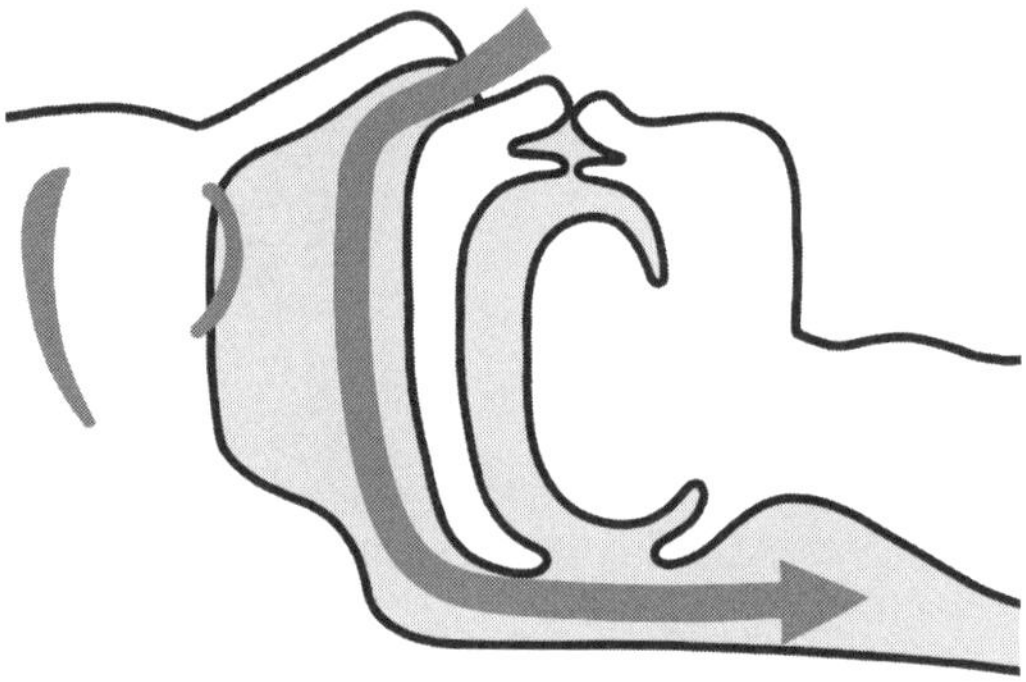

●いびきをかいている人

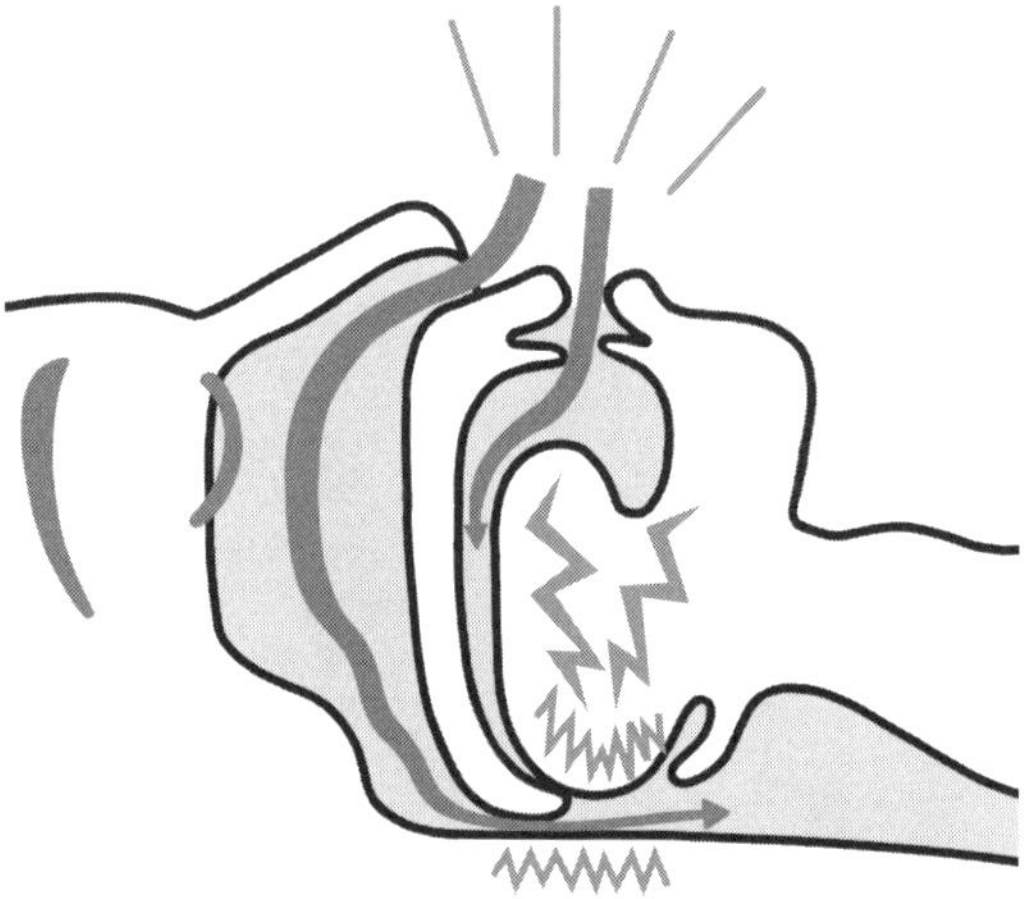

前ページの上図は「仰向けに寝ている健康な人」、下図は「仰向けに寝て、いびきをかいている人」です。下の図からは、「いびきをかいたり無呼吸になったりするメカニズム」が見えてきます。あらためて細かく説明しましょう。

●いびきをかくメカニズム

一般的に、いびきは次のような流れでかきます。

①仰向けになると、舌根、軟口蓋、口蓋垂など、柔らかい組織が重力で下がる。
②柔らかい組織が下がったせいで、気道が狭くなる。
③気道が狭くなったせいで、そこを通る空気の流れは強く、速くなる。
④強くなった気流によって、気道の壁の柔らかい組織が引き込まれて振動する。
⑤組織の振動と空気の振動が相まって、音が出る。

これが、起きているときには生じない呼吸の音が「寝息」となって生じるメカニズムです。さらに続きます。

⑥気流が強くなると、気道の中の圧力が下がる ➡ ますます気道が狭まる ➡ ますます気流が強まる、という循環になり、振動も音も増大する。

⑦音（組織や空気の振動）は、共鳴現象（物体が特定の周波数の音波を拾って振動が強まる現象）で増幅され、大きくなることがある。

この⑥と⑦が、「いびき」の正体です。いびきの多くは、上気道の中でも振動しやすい軟口蓋から出ると言われますが、実際には、軟口蓋、喉頭蓋、舌根などいろいろな場所で起こり、音の高さもそれぞれで違うと言われています。

ところで、誤解しないでほしいのですが、いびきがすべて問題なのではありません。一過性のいびきなら、それほど気にする必要はないでしょう。ですが、朝までずっと続いたり、強弱があったり、仰向けになると大きくなったりするいびきには、注意が必要です。

特に、意識を失って倒れて、刺激に反応しない人が大いびきをかいていたら、それは脳卒中（97ページ）の可能性が高いです。脳卒中による昏睡《こんすい》でも、筋肉は緩むからです。即行で救急車を呼んでください。

危ないいびきと危なくないいびき

いびきにも種類があります。大きく分けると、「単純性いびき症」「上気道抵抗症候群」「睡眠時無呼吸症候群」の3種類になります。

●3種類のいびき

(1)単純性いびき症

大酒を飲んだり、鎮静剤や睡眠薬を飲んだりして、大いびきをかくことはありませんか？　それは上気道を拡げる筋肉が、いつもよりも緩んでいるからです。

疲れているときだけにかくいびきも同じです。身体は睡眠中に疲れを取るために、いつもよりも筋肉を緩めようとするからです。

「大酒」「薬」「疲れ」のほか、「寝入りばな」「鼻が詰まっているとき」などにかくいびきで、無呼吸も低呼吸もなく、日中の眠気もないタイプは、健康に大きな影響はありません。

ただし、毎日かいているなら、将来病気につながる可能性があるので、注意は必要です。

(2)上気道抵抗症候群

無呼吸や低呼吸はないのですが、毎日かいている習慣的ないびきです。

睡眠中に上気道が狭くなると、強い力で呼吸をする必要があるために、ごく短時間ですが、何度も目覚めることがあります。

これを「睡眠の分断」と呼びます。睡眠の分断があると、しっかり寝ていても、昼間に疲労感や眠気を感じやすくなってしまいます。そういう状態が毎日続くのが、上気道抵抗症候群です。

上気道抵抗症候群は、睡眠時無呼吸症候群の〝前段階〟と見なされることもある要注意の状態です。

(3)睡眠時無呼吸症候群

睡眠時無呼吸症候群の人の多くは、習慣的にいびきをかいています。

実は、いびきのメカニズムは、睡眠時無呼吸のメカニズムとよく似ています。

次のようないびきをかく人は、睡眠時無呼吸の可能性が高いと言えます。

・しばらく止まったあと、「ガガッ」という音とともに再開する。
・朝までずっと続く。
・最近急に大きくなり、音も変わってきた。
・仰向けに寝ると大きくなる。
・強弱がある。

このような状態は、最も危険ないびきです。放っておくとさまざまな生活習慣病を合併してしまう可能性があります。

●無呼吸の人のほとんどはいびきをかく

ここまで見てきたように、いびきをかく人のすべてが睡眠時無呼吸症候群というわけではありません。むしろ、いびきをかく人の中で、睡眠時無呼吸症候群の人は少数派です。

ただし、毎日のようにいびきをかく人や、大いびきをかく人は、睡眠時無呼吸症候群である可能性が高いでしょう。

逆に、睡眠時無呼吸症候群の人のほとんどは、いびきをかきます。ずっといびきをかいていて、ところどころで完全に止まる、という感じです。

ただし、ほとんどの人であって、全員ではありません。たとえば「喉に構造的な問題がある」「振動しにくいところが塞《ふさ》がる」「極端に痩せている」「常に横向きに寝ている」「いびきが小さすぎて聞こえない（測定できない）」などの場合は、睡眠時無呼吸でもいびきをかきません。

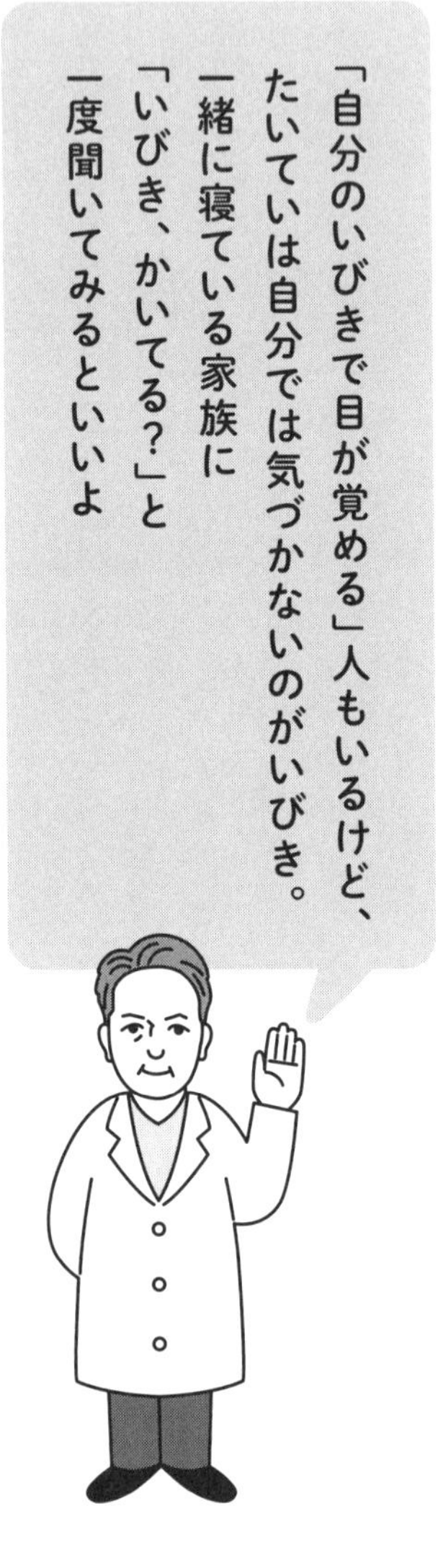
「自分のいびきで目が覚める」人もいるけど、たいていは自分では気づかないのがいびき。
一緒に寝ている家族に
「いびき、かいてる？」と
一度聞いてみるといいよ

「睡眠時無呼吸症候群」とは何か？

睡眠時無呼吸症候群の基礎知識

ここまでに「睡眠時無呼吸症候群」という言葉が何度も出てきましたが、ここで正確に理解しておきましょう。

●3種類ある睡眠時無呼吸

睡眠時無呼吸症候群には、次の3種類があります。この本では3種類すべてを扱うのではなく、最も患者さんの多い(1)の閉塞性タイプを取り上げます。

(1)閉塞性睡眠時無呼吸症候群

体内にある「息の通り道」（気道）が塞がれて起こる、睡眠時無呼吸で最も多いタイプです。このタイプは、体型や生活習慣と深く関わっています。

口の中の奥のほうにある「軟口蓋」は柔らかいので、上を向いて寝ると重力で垂れ下がり、空気の通り道である気道を塞いでしまうことがあります。完全に塞がると、息ができなくなります。軟口蓋や舌の奥などが垂れ下がって気道を塞いでしまうのが閉塞性睡眠時無呼吸症候群で、睡眠時無呼吸のうち、この閉塞性タイプが84％を占めると言われます。

(2)中枢性睡眠時無呼吸症候群

これは、脳から送られてくる「呼吸の指令」が滞ることで起こります。若い人にはあまり起こらず、年齢が上がると増えますが、それでも少数です。ただし、心不全などで心臓が弱った人の3～4割には見られます。

血液中に二酸化炭素が増えると、酸素を増やすために、脳が「強く呼吸せよ」と信号を出します。ところが脳の呼吸制御機能に問題が起きると、その信号が出ません。「呼吸せよ」という命令が脳から出ないので、呼吸が止まり、無呼吸になるのです。

睡眠時無呼吸のうち、この中枢性タイプは1％未満と言われるほど少なく、原因になる病気の治療が大事なので、この本ではこれ以上触れません。

(3)混合型睡眠時無呼吸症候群
(1)の閉塞性と(2)の中枢性が混在しているタイプです。睡眠時無呼吸の15%が、この混合型だと言われます。

●無呼吸だけでなく低呼吸も対象になる

「睡眠時無呼吸症候群」という名称ですが、実際には「無呼吸」と「低呼吸」の両方が対象です（医学用語では分けますが、この本では分けません）。

睡眠中に「呼吸の停止」や「浅い呼吸」を繰り返すのが睡眠時無呼吸症候群だと思ってかまいません。

一応、それぞれの定義を書いておきます。無呼吸も低呼吸も、上気道を出入りする空気の流れの〝量〟と〝時間〟で判断されます。

- **無呼吸……空気の流れが通常よりも90％以上低い状態が10秒以上続く**
- **低呼吸……空気の流れが通常よりも30～50％以上減った状態が10秒以上続く**

閉塞性の睡眠時無呼吸症候群の人はこうなっている

●健康な人が眠っているとき

重力によって、軟口蓋、舌根が若干垂れ下がる。気道は少し狭くなる

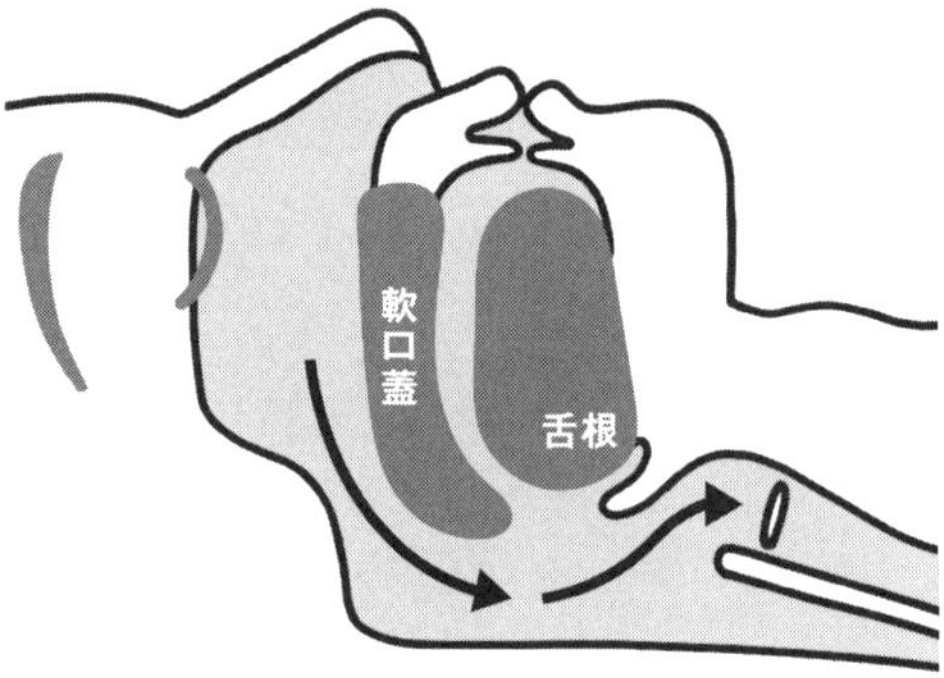

●無呼吸症候群の人が眠っているとき

重力以外の原因もあって、軟口蓋、舌根が大きく垂れ下がる。気道は慢性的に狭くなり、塞がることもある

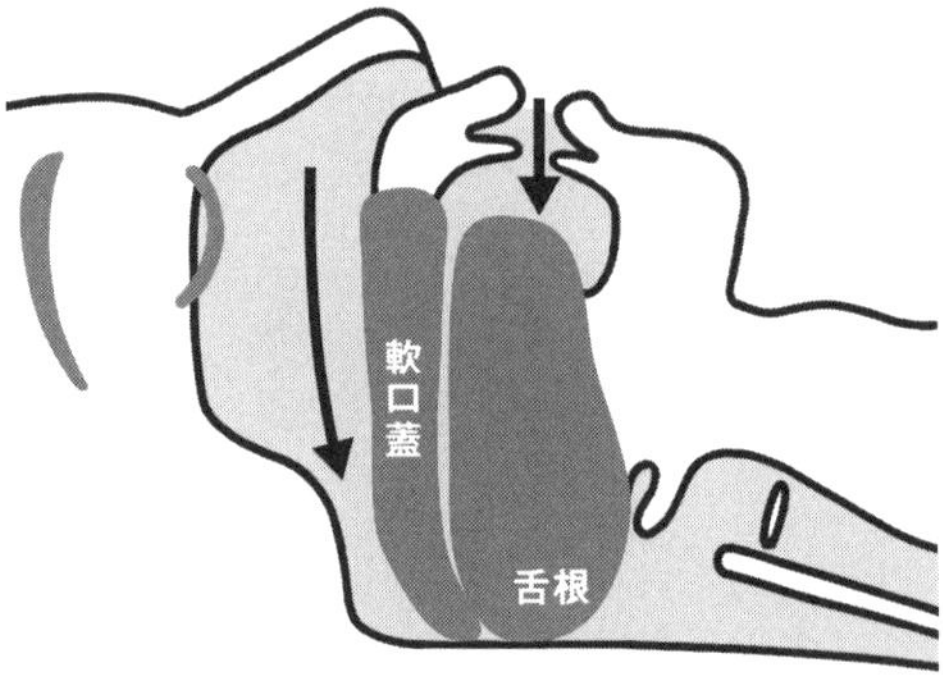

●睡眠時無呼吸症候群かどうかの「診断基準」

(1)〜(3)の中で最も患者さんが多く、この本で扱う閉塞性睡眠時無呼吸症候群の「診断基準」について触れましょう。

「定義」と言ってもいいかもしれません。

医師向けのガイドラインには細かい診断基準が定められていますが、わかりやすい言葉で簡単に書くと、大人については次のAとBまたはCを満たせば睡眠時無呼吸症候群と診断されます。

A　次のうち、最低一つに当てはまる

・日中、強い眠気がある。睡眠で疲れが取れない。不眠。
・寝ていても、呼吸停止や喘ぎや窒息感とともに目が覚める。
・家族などが、いびきや呼吸が途切れるところを見ている。
・高血圧、気分障害、認知機能障害、冠動脈疾患、脳卒中、うっ血性心不全、心房細動、2型糖尿病のどれかがある。

B　検査で睡眠中に「1時間あたり5回以上」無呼吸や低呼吸になることがわかった。
C　検査で睡眠中に「7時間のうち30回以上」無呼吸や低呼吸になることがわかった。

●軽症～重症の判断基準

睡眠時無呼吸症候群と一口に言っても、重症度はまちまちです。重症度によって、保険で受けられる治療も変わってきます。

では、どのように重症度を判断するのでしょうか？　まず、一晩に起きた無呼吸と低呼吸の合計回数から、1時間当たりの回数を算出します。その値が「AHI」という指数として、細かい診断の基準に使われます。

・AHIが5未満……………正常（睡眠時無呼吸症候群ではない）
・AHIが5以上15未満……軽症（軽い睡眠時無呼吸症候群）
・AHIが15以上30未満……中等症（中程度の睡眠時無呼吸症候群）
・AHIが30以上……………重症（重い睡眠時無呼吸症候群）

このＡＨＩという指数をまずは覚えておいてください。なお、ＡＨＩと、「３％ＯＤＩ」（43ページ）はほぼ同じだと考えてかまいません。

恐ろしいことに、ＡＨＩが20以上の人が治療をしなければ、「8年後の死亡率は37％」というデータがあります。睡眠時無呼吸としては中程度でも、何もしなければ4割近くの人が8年後には亡くなっているのです。

これは皆さんの想像を超えたデータではないでしょうか？

ただし、検査は一晩しか行わないので、もしも体調が悪ければ結果も悪いほうに出るでしょう。

また、センサーは自分で取りつけるので、少しズレてしまうこともあります。正常・軽症・中等症・重症の境目あたりに相当すると、ちょっとしたことで適切でないほうに出てしまう可能性もあります。

ですから睡眠時無呼吸症候群は、ＡＨＩだけではなく、他のデータも併せて総合的に診断されることになります。

日本人の4人に1人がかかっている現代病

睡眠時無呼吸症候群のことを、医師はよく「SAS（サス）」と呼んでいます。英語では Sleep Apnea Syndrome というからです。

●注目されはじめたのはこの数十年

この病気が発見されたのは、そう古いことではありません。診断基準が定まったのは半世紀ぐらい前で、日本でも知られるようになったのは1990年代です。

2000年代になると、メディアでよく見聞きするようになりました。電車やバス、トラックなどが大きな事故を起こしたとき、その運転手が睡眠時無呼吸症候群を患っていたというニュースを皆さんも記憶しているでしょう。公共交通で事故が起きると、死傷者も含めて大きな影響があります。その原因が運転手の病気にあるとしたら……、被害者はもちろんですが、加害者も気の毒です。

睡眠時無呼吸症候群の日本人は現在、軽度（AHIが5以上）の人が2200万人、中等～重度（AHIが15以上）の人は940万人というデータがあります（『Respiratory Medicine』The Lancet）。合計すると3000万人を超えるわけで、日本人の4人に1人が睡眠時無呼吸症候群だということです。

そんなに多いのかと思いますか？　でもこの数は、多くの患者さんを診てきた私の統計データと矛盾しません。

●小顔は無呼吸の特徴でもある

私は人の顔を見れば、睡眠時無呼吸の人はだいたいわかります。それは次のような特徴があるからです。

まず最初は、太っていて首が短い「肥満の人」です。そういう人の気道は塞がりやすいのです。相撲の力士がその典型です。首にたっぷりついた脂肪が、正常な呼吸を妨害しているのです。

次は「顎《あご》の小さい人」です。アメリカ人には肥満の人が多いわりに、睡眠時無呼吸の人は多くありません。それは顎の形ががっちりして、前方に出ているからです。逆に、多くの日本人の顎は小さく、しかも奥に後退しています。顎の小さい「小顔」がもてはやされる時代ではありますが、顎の小さい人というのはいびきをかきやすく、睡眠時無呼吸にもなりやすいのです。

そして、「口呼吸をしている人」です。軟らかい食べ物ばかり食べて口を閉じる筋肉が鍛えられず、いつも口をうっすらと開けて、口で呼吸をしている人は、近年とても増えています。口呼吸をしているとだんだん舌が落ちてきて、睡眠時無呼吸になりやすいのです。

睡眠時無呼吸になりやすい人の特徴

高齢になるほど、睡眠時無呼吸の人は増えていきます。それは加齢に伴って、上気道を支える筋肉の緊張が緩むからです。特に男性は30代以上、女性は50代以上になると増えます。更年期とも関係すると言われますが、そこはまだよくわかっていません。

高齢にならなくても、睡眠時無呼吸になりやすい人がいます。なりやすい人の身体の特徴と日頃の症状などを記すので、当てはまる項目があるかチェックしてください。

(1)身体の特徴

□肥満（BMI25以上）
□上半身が太っている（いわゆるリンゴ型体型）。
□下顎が小さい。
□下顎が後ろに後退している。
□のどちんこが大きい、または長い。
□扁桃が肥大している。
□鼻筋が曲がっている（鼻詰まり、口呼吸になっている）。

(2)日頃の症状など

□家族から「寝ているとき、呼吸が止まっている（小さい）」と指摘される。
□家族から「寝ているとき、大きないびきをかいている」と指摘される。
□家族から「寝ているとき、異常に動いている」と指摘される。
□朝起きたときに熟睡した気がせず、昼間に強い眠気を感じる。
□朝起きたときに、頭痛がする。

□寝汗がひどい。
□夜、ひんぱんに目が覚めたりトイレに起きたりする。

(3)その他
□親が睡眠時無呼吸症候群。
□末端肥大症（舌や上気道が厚くなるため）
□甲状腺機能低下症（甲状腺ホルモンが少ないせいで気道がむくむため）

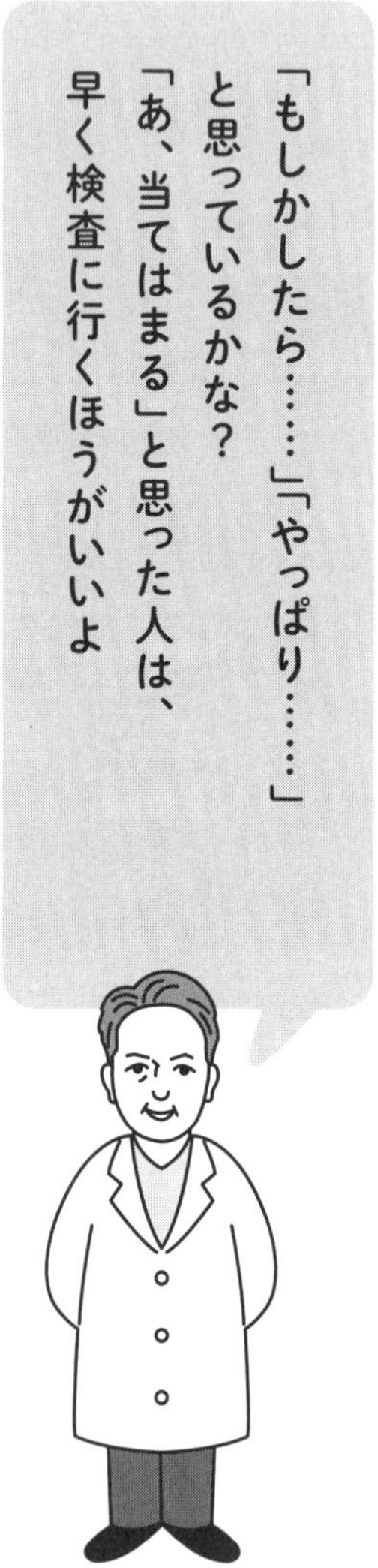
「もしかしたら……」「やっぱり……」
と思っているかな？
「あ、当てはまる」と思った人は、
早く検査に行くほうがいいよ

睡眠時無呼吸は循環器の病気とも言える

無呼吸は「呼吸器」よりも「循環器」の問題

睡眠時無呼吸症候群は呼吸をしなくなる「無呼吸」と呼吸が少なくなる「低呼吸」の病気なので、〝呼吸器〟の領域だと認識されてきました。実際、睡眠時無呼吸の患者さんを最も多く受け入れている診療科は呼吸器内科です。

けれども、私は声を大にして言いたいのです。「睡眠時無呼吸症候群は〝循環器〟の病気だ！」と。

「呼吸器でも循環器でも、どっちでもいいよ。治りさえすれば、そんなことには関心ないから」と思いますか？　いいえ、ぜひ循環器の病気だと認識してください。その理解が、あなたを深刻な病気から遠ざけることになるからです。

●循環器とはどんなものか？

循環器とは、血液やリンパ液などの体液を体内で循環させている臓器や器官です。

血液は心臓というポンプから送り出され、体内のすみずみにまで酸素と栄養を届けます。そして二酸化炭素と老廃物を回収し、腎臓というフィルターで老廃物を捨て……、というサイクルを繰り返しています。

リンパ液は毛細血管から染み出した血液からつくられ、その多くが毛細血管に再吸収されますが、されなかった分はリンパ管を通ってリンパ節に集まります。リンパ節ではリンパ球が、壊れた細胞、がん細胞、細菌、ウイルスなどを無害化します。リンパ管にはポンプがついていないので、リンパ液は筋肉の動きや圧力で流れ、最終的に首のところから血液に戻ります。

一般には、心臓に連なる血管は「心血管系」、リンパ管・リンパ節のほうは「リンパ系」と呼ばれますが、リンパ系も血管を通るので、循環器科は心血管系を扱う診療科と言ってもいいでしょう。

心臓は1回ドクンとするたびに縮んで元に戻り、約70ミリリットルの血液を送り出します。心拍数が1分間70だとすれば、血液は1分間で体内を1周します。

睡眠時無呼吸になると、この循環器の働きが深刻なダメージを受けるのです。

睡眠時無呼吸が心臓に与える影響

では、睡眠時無呼吸は、循環器にどのような影響を与えるのでしょうか？

(1)心拍数が増える

無呼吸になると、血液の中の酸素が減ります。

体内に必要な酸素が足りなくなるので、心臓は心拍数を増やして血液をたくさん送り出そうとします。そのとき、心臓そのものに必要な酸素も不足しています。自分自身も酸欠なのに、酸素を送り出すために心臓は頑張ってしまい、心拍数が上がります。

呼吸が再開されれば心拍数も戻りますが、短時間でも大きな負担がかかる状態が何度も繰り返されると、心臓の機能は弱っていきます。

(2)心拍リズムが乱れる

心臓は電気的な信号で心拍リズムを刻んでいます。

(1)のように「心拍数が増えて戻って……」を繰り返していると、心拍リズムが乱れます。これは不整脈などの症状につながっていきます。

(3)血圧が上がる

(1)によって心臓のドキドキが速く、強くなれば、血管の壁に対する血液の圧力が増します。つまり、「血圧が上がる」ということです。

無呼吸で低酸素状態のときに血圧を測定すると、200～300という値になることも珍しくありません。140以上で「高血圧」ですから、かなり高値です。

この(1)～(3)は、無呼吸という緊急事態に対応するために、心臓が戦闘モードに入った状態で、すべては「交感神経」の働きによるものです。私たちの自律神経には、緊急時に活発化する交感神経と、休息時に落ち着かせる副交感神経があることは序章でも述べました。

交感神経と副交感神経は、反対の働きでお互いを補完しながら、心臓の動きを調節しています。睡眠時無呼吸があると、交感神経が活性化する一方で、副交感神経が非活性化するので、２つのバランスは崩れていくのです。

行き着く先は深刻な循環器疾患

睡眠時無呼吸が「心臓」、ひいては「血液・血管」にもダメージを与えることはわかってもらえたと思います。

大きな負担がかかった心臓が疲弊し、心臓の機能が弱くなった結果として起こるのは、狭心症、心筋梗塞、心不全、不整脈、心房細動、心筋症、心臓肥大などの病気です。

血管がダメージを受けた結果として起こるのは、動脈硬化、動脈瘤、動脈解離、脳梗塞、脳内出血、くも膜下出血などの病気です。

これらはすべて〝循環器疾患〟です。それも、命を脅かす重大な病気です。

ここで大切なことが２つあります。

１つは、睡眠時無呼吸を放っておくと、ここに挙げたような重大な循環器の病気になる可能性が高いということです。

もう1つは、すでにここに挙げたような病気にかかっている人は、その背景に睡眠時無呼吸が隠れている可能性がある、ということです。

「まえがき」で川の上流と下流の話をしましたが、上流にあった睡眠時無呼吸を見逃して、下流まで来て重大な病気になったのかもしれないということです。

ですから私は、睡眠時無呼吸症候群を循環器の病気として扱うべきだと主張してきました。その認識は少しずつですが広まっていき、2010年には『循環器領域における睡眠呼吸障害の診断・治療に関するガイドライン』が発行されました。

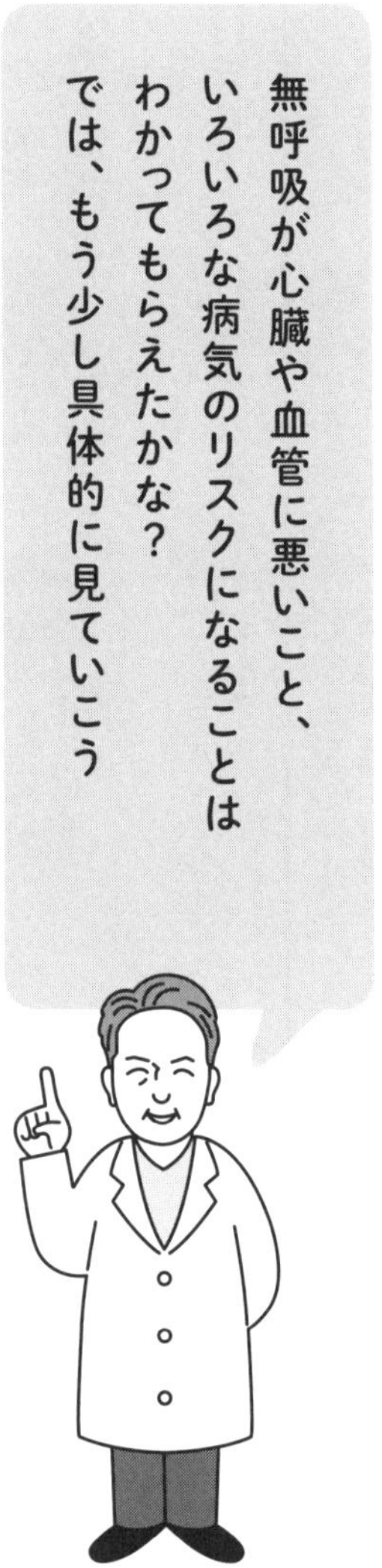
無呼吸が心臓や血管に悪いこと、
いろいろな病気のリスクになることは
わかってもらえたかな?
では、もう少し具体的に見ていこう

睡眠時無呼吸との関わりが深い深刻な病気

命に関わる病気を併せ持っている可能性

睡眠時無呼吸の人は、「睡眠時無呼吸症候群という病気」以外の病気も併せ持っていることがとても多いのです。

次ページのグラフは、特定の病気の患者さんで、睡眠時無呼吸症候群を併発している人の割合です。

一見、それほど問題ではないと思ってしまう病名もあるかもしれませんが、これらはすべて、進行すれば命に関わる深刻な病気です。

発症から24時間以内に死亡すると「突然死」と呼ばれますが、突然死の多くは心臓病が原因です。睡眠時無呼吸の人が深夜0時～朝6時に心臓が原因で突然死するリスクは、無呼吸でない人の2・57倍とされています。

睡眠時無呼吸症候群は危険な病気を併発する

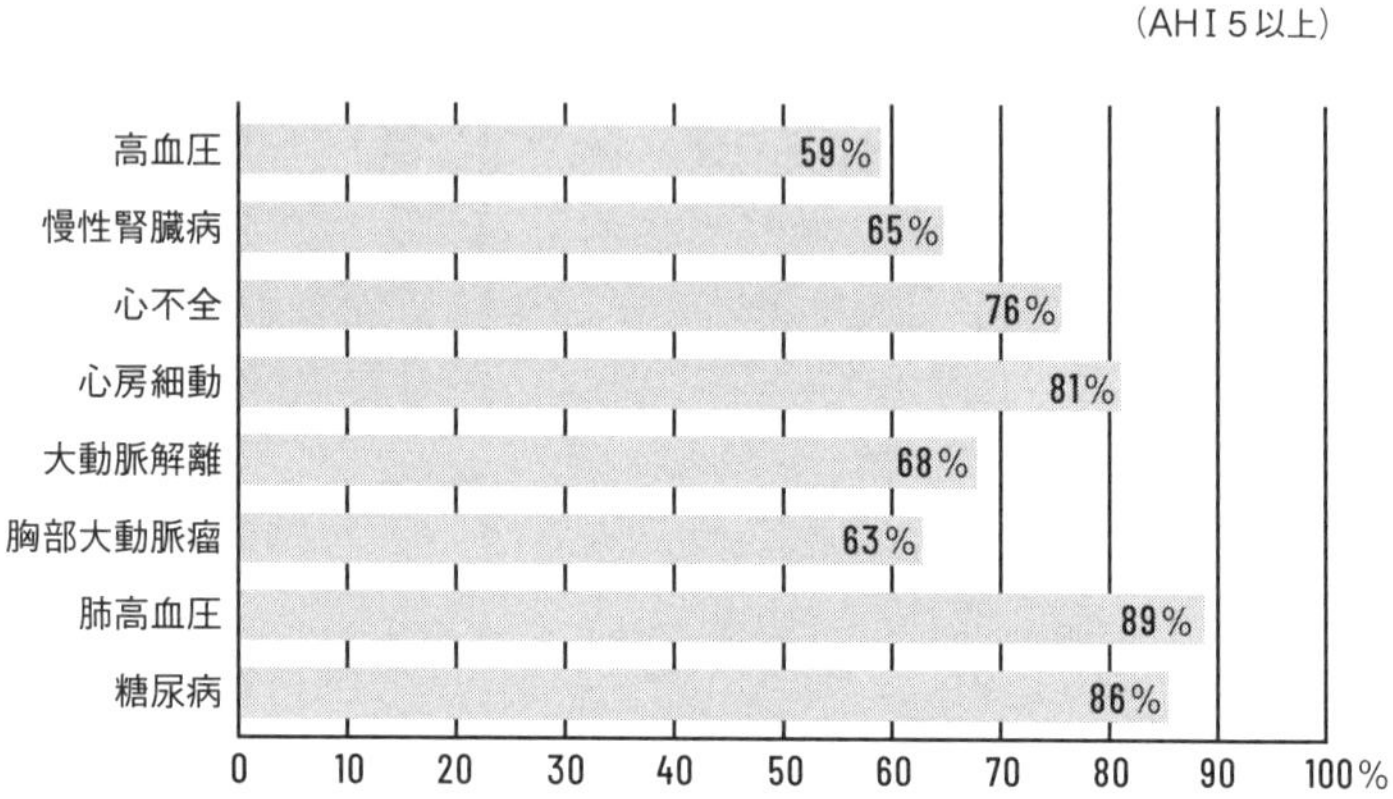

「2023年改訂版 循環器領域における睡眠呼吸障害の診断・治療に関するガイドライン」より

また、スペインでの研究結果ですが、治療せずに重症化した睡眠時無呼吸の患者さんが心筋梗塞か脳卒中で死亡した割合は、健康な人の約3倍に達していました。

「睡眠時無呼吸の人は、命に関わる深刻な病気を併せ持っている可能性が高い」ということ、「命に関わる深刻な病気にかかっている患者さんは、睡眠時無呼吸を併せ持っている可能性が高い」ということをよく覚えておいてください。

「こんなに多いのか？」と驚いたかもしれません。では、次のページから睡眠時無呼吸と合併率の高い病気について、個別に解説していきます。

高血圧

高血圧は「サイレントキラー（静かな殺人者）」とも呼ばれます。自覚症状がないままに進行していき、脳卒中、心臓病などになって死に至ることがあるからです。大動脈瘤や動脈閉塞症も起こりやすくなります。

無呼吸のときには、血圧が上がります。無呼吸の間だけの高血圧であっても、一晩に何度も繰り返されれば血管が疲弊します。そもそも血圧が高い人ほど、循環器系の病気になりやすく、死亡率も高いのです。

睡眠時無呼吸と高血圧には、明らかに関係があります。睡眠時無呼吸の患者さんの50％に高血圧が認められ、高血圧の患者さんの30％に睡眠時無呼吸が認められたというデータもあります。また、いくら降圧薬を飲んでも血圧が下がらない「薬剤抵抗性高血圧」の患者さんの約8割は睡眠時無呼吸です。

けれども逆から言えば、睡眠時無呼吸を治すと、高血圧も治る可能性が高いということです。実際、睡眠時無呼吸を治療したことで血圧が下がって、飲んでいた降圧薬がいらなくなったと喜ぶ患者さんはとても多いのです。

血圧が心配な人は、日常的に血圧測定をしてください。朝（起床直後）と夕方（夕食前）に測るといいでしょう。朝は活動前なので低めに出るものの、高血圧を発見しやすく、夕食前は活動がピークのときの最高血圧がわかるからです。上の血圧（収縮期血圧：心臓が縮んで血液を送り出すときの血圧）が１４０以上か、下の血圧（拡張期血圧：心臓が拡がって血液が戻るときの血圧）が90以上なら、高血圧です。

ただし、朝夕2回の測定では「夜間高血圧症」などが見逃される危険があります。不安な人は「アンビュラトリー血圧計」で24時間測定するといいでしょう。この器具は病院で貸してくれます。

一般に睡眠時無呼吸症候群の患者さんの場合は、早朝に高血圧を示すことが多く、特に下の血圧が高くなる傾向にあります。

高血圧の原因にはいろいろあり、他の病気が原因でなることもありますが、生活習慣も大きく関係します。塩分の摂りすぎ（体液の量が増えて血管が圧迫されるため）、肥満、運動不足、睡眠不足、過重労働、ストレス、過度のお酒、寒さなども原因になるので、思い当たる人は要因をできる限り取り除き、血圧が下がるようにしましょう。

心不全

「心不全のある人の1～4割弱に、睡眠時無呼吸がある」というデータがあります。慢性化した心不全になると、合併率は5割に達すると言われます。

心不全は心臓のポンプ機能が落ちて、血液がうまく循環しなくなった状態です。心不全があると、息切れ、むくみ、だるさ、疲れやすさ、食欲不振など、さまざまな症状が現れます。心不全が重症化しても治療を受けないと、約半数の人が発症から2年以内に死亡するとされます。

睡眠時無呼吸が心不全を引き起こすメカニズムは、次の通りです。

①無呼吸によって、上気道が塞がる。
②何とか呼吸をさせようと、筋肉（呼吸筋や横隔膜など）が頑張る。その結果、胸の骨（胸郭《きょうかく》）や、その内側の空間（胸腔《きょうくう》）が拡がる。それでも空気は入ってこないので、胸腔の中の圧力が低くなる。

③その結果、外から何かを引き込む力が強くなり、血液を心臓へ戻す血管（静脈）で血液量が増える。
④増えた静脈血が、心臓の右心室に勢いよく流れ込む。すると、右心室と左心室を分ける壁（心室中隔）が左心室のほうに張り出す。
⑤新しい血液を全身に送るポンプ（左心室）に圧力がかかる一方で、外側にある胸腔の圧力は低くなるので、左心室は収縮しにくくなる。その状態でも血液を送り出そうと収縮するので、それが大きな負担になる。

こうして①〜⑤が繰り返された結果、心機能が低下するのです。

「左心室の収縮する力が下がる」ことで心不全が起こるメカニズムを紹介しましたが、実は「左心室が収縮する力は保たれているのに、左心室が硬くて拡張しにくくなっている」ことで起こる心不全もあります。この場合は、心臓へ血液が戻る力が弱くなっています。

どちらのタイプにしても、睡眠時無呼吸のある心不全の患者さんが、睡眠時無呼吸の治療をしないと、治療したケースよりも死亡率は数倍高くなります。

不整脈・心房細動

不整脈は、脈のリズムが不規則になったり、異常に速くなったり遅くなったりするような病気です。自覚症状がない場合がほとんどですが、ひどくなると動悸、めまい、冷や汗、失神などの症状が出ることがあります。

筋肉でできている心臓が拍動（収縮と拡張の繰り返し）するのは、心臓が自動的に発生する電気的な信号によるものです。心臓の細胞は１つ１つが手をつないで、ウェーブをつくるように協調して電気信号を伝えます。

この電気信号が、何らかの原因で発生しなかったり、発生しても心臓全体に伝わらなかったり、伝わってもタイミングがずれたりすると、不整脈になります。

不整脈の原因は一律ではなく、年齢や病気（狭心症、心筋梗塞、心臓弁膜症、肺疾患など）も関係しますが、高血圧、アルコールやカフェインの摂りすぎ、睡眠不足、ストレスなども原因になります。

不整脈の一種に「心房細動」があります。心房細動は心房（心臓で血液を受け取る部屋）

が小刻みに震えて痙攣《けいれん》し、うまく働かなくなった状態です。

心房細動そのものは命に関わるような病気ではありませんが、心房細動があると心臓内の血液の流れが遅くなり、よどんだ血液が「血栓」（血の塊）をつくってしまいます。血栓が血流に乗って脳まで流れ、血管を詰まらせれば脳梗塞です。

睡眠時無呼吸の患者さんは、血栓がとても多いのです。

睡眠中に血液中の酸素が不足すると、「低酸素血症」という状態になります。すると身体は酸素を送ろうと、酸素の運搬役である赤血球を増やします。赤血球が増えると、血液はサラサラからネバネバになり、血栓ができやすくなるのです。

ですから、睡眠時無呼吸の人が心房細動になるリスクは、そうでない人の2倍だと言われます。

私は心臓が原因の血栓塞栓症（脳梗塞など）のある心房細動の患者さんと、抗凝固療法で出血性の合併症を起こした患者さん（125人）を調べたのですが、96%もの人に睡眠時無呼吸がありました。

虚血性心疾患（狭心症、心筋梗塞など）

心臓の筋肉が必要とする酸素や栄養素を運ぶ動脈は「冠《かん》動脈」と呼ばれます。心臓を冠《かんむり》で包むように走っているからです。

組織や細胞に血液が充分に供給されない状態を「虚血」と呼びます。虚血性心疾患は動脈硬化や血栓（血の塊）のせいで冠動脈が狭くなり、心臓に酸素や栄養が行き渡らなくなって起こる病気です。

狭心症や心筋梗塞は、虚血性心疾患の代表例です。

狭心症は、冠動脈が狭くなって血液の流れが悪くなり、心臓に必要な血液が不足することで起こります。胸の痛みがありますが、一時的なものです。

動脈硬化が進んで冠動脈の中に血栓ができ、血管が完全に詰まった状態が心筋梗塞です。血液が届かなくなった細胞が次々に死んでいくと心臓が動かなくなるので、死に至ることがあります。

冠動脈が狭くなったり詰まったりする原因の一つに、睡眠時無呼吸があります。睡眠時無呼吸が重症であるほど、冠動脈は硬くなっています。

また、無呼吸によって低酸素状態になると、血液がネバネバになります。

さらに無呼吸は、炎症を起こす物質の分泌も促します。血管に炎症が起こった状態が続くと、血管が傷つき、それを修復するために血小板が集まって、血栓がつくられやすくなります。

もう一つ、動脈硬化の原因になるプラーク（コレステロールが血管に沈着して隆起したもの）は、最初のうちはコレステロールが主成分ですが、時間とともにカルシウムが主成分の硬い石灰に変化します。これを「冠動脈の石灰化」と呼ぶのですが、睡眠時無呼吸の重症度と冠動脈の石灰化には相関関係があるとされています。

冠動脈の動脈硬化は、虚血性心疾患の原因になります。動脈硬化の原因には、高血圧、糖尿病、高脂血症、喫煙、肥満、ストレス、運動不足などがあります。心当たりのある人は、絶対に睡眠時無呼吸の検査を受けてください。

少しでも無呼吸があれば治療するとともに、これらの危険因子を少しでも取り除く工夫をしてください。

脳卒中（脳梗塞・脳出血・くも膜下出血）

脳卒中は、脳の血管が突然塞がったり、脳血管から突然出血したりする病気です。脳卒中になると、身体の左右のどちらかが麻痺したり、ろれつが回らなくなったり、錯乱したり、転倒したりします。

脳卒中には、次の3種類があります。

- **脳梗塞……………脳血管が詰まって、先まで血液が行かなくなる病気**
- **脳出血……………脳の中の小さな血管が切れたり破れたりして出血する病気**
- **くも膜下出血……脳を覆う髄膜の内側層と中間層の隙間に出血する病気**

どれも命を危機にさらすので、緊急の対処が必要な病気です。

睡眠時無呼吸は、脳卒中のリスクを上昇させる可能性があります。

脳卒中の患者さんの71％に、ＡＨＩ５よりも大きい睡眠時無呼吸が見られたというデータもあります。

アメリカでの研究ですが、ＡＨＩ20以上の睡眠時無呼吸の患者さんは、脳卒中を発症するリスクがそうでない人の4倍でした。

眠っているときに呼吸の停止と再開を繰り返すと、本来なら副交感神経が優勢になるべき時間帯なのに、交感神経が活発になります。また、睡眠時無呼吸が重症になると、昼間も続く高血圧になります。どちらも脳出血を起こしやすい状態です。

無呼吸によって低酸素状態になったことで、酸素の運搬役である赤血球が増えて、血液がサラサラからネバネバになることも、脳卒中の一因になります。

無呼吸による心房細動が、脳梗塞を引き起こすこともあります。

脳卒中は生活習慣病が引き起こすという側面もあります。高血圧、高脂血症、糖尿病のある人、肥満の人、大酒を飲む人、喫煙者、塩辛いものや脂っこいものが好きな人は、脳卒中のリスクが高まります。そういう人は生活習慣に気をつけつつ、必ず睡眠時無呼吸の検査を受けるべきです。

大動脈疾患（大動脈瘤、大動脈解離など）

大動脈は心臓から全身に血液を送る、最も太い血管です。大動脈は文字通り、私たちの命脈を握っています。

大動脈の一部にできる脂質の瘤《こぶ》が大動脈瘤《りゅう》です。大動脈瘤が破裂すれば、激しい痛みに襲われ、意識を失い、死に直面します。

大動脈の壁は内膜・中膜・外膜の3層でできています。一番内側の内膜に傷や亀裂ができて、そこから血液が流れ込み、内膜と中膜の間を剥がすようなかたちで血管全体が膨らむのが大動脈解離です。

亀裂から流れ込んだ血液は行き場がなくて溜まるだけなので、膜の間は剥がれていく一方です。

大動脈解離のせいで膨らんだ血管が、大動脈から分岐する細い血管を押しつぶすと、その先に血液が流れず、脳梗塞、心筋梗塞、消化管虚血などに至ることがあります。

大動脈解離を招く最大の要因は高血圧です。血圧が高い人は注意してください。

ある研究によれば、大動脈解離で睡眠時無呼吸を合併している人は61〜82％でした。けれども私が2年間で治療した急性大動脈解離の患者さんは、なんと96・9％の人が睡眠時無呼吸でした。特に若い人に重症の無呼吸が多かったです。

無呼吸になると、息を吸わせようと呼吸筋や横隔膜が頑張るので、胸郭（籠状の胸骨格）と胸腔（胸郭の内側の空間）が拡がります。それでも空気は入ってこないので、胸腔内の圧力がかなり低くなり、大動脈の壁にかかる圧力が急激に上昇します。

交感神経が活発になるのも、血圧が上がって大動脈の壁に負担をかけます。

どちらの現象も、血管の内側を傷つけ、炎症を起こし……、といった具合に、大動脈解離に至る道筋をつくっていくことになります。

睡眠時無呼吸があると、このような病気の予後（経過と結末）は悪くなりがちです。動脈系の病気がある人は、絶対に睡眠時無呼吸の検査を受けて、無呼吸であれば治療しなければいけません。

慢性腎臓病・腎不全

眠っている間に低酸素になると、腎臓にも負担を与えます。

腎臓は血液を濾過《ろか》して、老廃物や余分な塩分などを尿と一緒に身体の外へ出す臓器です。慢性腎臓病は、その腎臓の働きが健康な人の6割未満に下がるか、腎臓の異常（タンパク尿が出るなど）が続く病気です。年を取ると腎臓の機能は落ちていくので、高齢者ほど慢性腎臓病が多くなります。悪化すると、透析が必要な腎不全にまで進行します。

慢性腎臓病の人の32％が睡眠時無呼吸の軽症、25％が中等症、8％が重症というデータもあるほど、慢性腎臓病の患者さんの多くが睡眠時無呼吸です。腎機能が悪くなればなるほど睡眠時無呼吸になる人は増え、末期腎不全になると57％にも達します。

慢性腎臓病になると睡眠時無呼吸になりやすく、睡眠時無呼吸になると慢性腎臓病になりやすいという双方向の関係にあるのです。

ですから、腎臓病のある人は、睡眠時無呼吸があるかどうかを検査し、あるとわかれば睡眠時無呼吸の治療を始めることが大切です。

高尿酸血症

尿酸は細胞の中のプリン体が分解されるときに生じる老廃物です。

高尿酸血症は血液に含まれる尿酸の濃度が異常に高まった状態で、痛風発作の原因として知っている人も多いでしょう。高尿酸血症は血液中の尿酸がつくられすぎるか、尿の中へ排泄される力が弱まって血中濃度が異常に高くなることで発症します。

高尿酸血症もまた睡眠時無呼吸と浅からぬ関係にあります。少しややこしいメカニズムは省略しますが、睡眠時無呼吸によって低酸素と呼吸再開を繰り返すことが、尿酸が過剰につくられる原因になります。

睡眠時無呼吸の人が高尿酸血症も併せ持っていると、やがて循環器の深刻な病気に進む可能性があります。

尿酸値の高い人は睡眠時無呼吸があるかどうか検査し、あれば治療をしてください。尿酸値が高い原因がビールだとわかっているなら、飲む量を少し控えたほうが良さそうです。

肺高血圧

肺高血圧は、心臓から肺に血液を送る「肺動脈」という血管で血液の流れが悪くなり、肺動脈の血圧が高くなる病気です。肺動脈の血圧が高くなると、心臓に負担がかかり、息切れ、だるさ、足のむくみ、失神、喀血《かっけつ》などの症状が出るようになります。

原因には、遺伝、薬、心臓疾患などいろいろあるのですが、低酸素もその一つです。酸素が足りないと、心臓だけでなく肺にも負担がかかります。

慢性閉塞性肺疾患（ＣＯＰＤ）という病気で、特に肥満の人は、睡眠時無呼吸になることが多いのです。ＣＯＰＤに睡眠時無呼吸が合併すると、肺高血圧になる可能性が高くなります。そうなると、ただのＣＯＰＤよりも死亡率が高くなります。

睡眠時無呼吸と肺高血圧を併せ持っている患者さんはとても多いのですが、無呼吸を治療することで肺高血圧の改善が期待できます。

さて、ここまでは主に循環器に関わる病気について解説してきました。けれども睡眠時無呼吸は、それ以外の病気とも深く関わっています。そのいくつかを紹介しましょう。

ED（勃起障害）

私たちの体内では、眠っている間にもいろいろなことが起きています。さまざまなホルモンをつくる内分泌器官も働いています。

ところが睡眠時無呼吸になると、内分泌器官の働きが妨げられ、ホルモンが正常につくられなくなります。成長途上の子どもなら思春期の性的成熟が遅れ、大人なら性的機能が落ちて、ＥＤ（勃起障害）などになります。

睡眠時無呼吸はまた、血液中の酸素を減らして「低酸素血症」を起こします。低酸素血症になると、「男性ホルモン（テストステロン）をつくれ」と指令する脳の働きが停滞します。その結果、ＥＤなどが起こります。

かつてＥＤの原因は、ストレスや不安などの心理的なものか、糖尿病や動脈硬化などの器質的なものだと考えられていました。ですが、実は睡眠時無呼吸が原因となっているケースが多いのです。逆から言えば、睡眠時無呼吸を治療すれば、ＥＤの改善が期待できるということです。ＥＤに悩む人は、ぜひ睡眠時無呼吸の検査を受けてください。

糖尿病

睡眠時無呼吸と深く関わっている生活習慣病に、２型糖尿病があります。睡眠時無呼吸（ＡＨＩ５以上）の人の15～30％に糖尿病があること、無呼吸の重症度が上がるほど糖尿病の人が多くなることがわかっています。

糖尿病は血管に大きなダメージを与えるため、放っておくと脳梗塞、狭心症、心筋梗塞だけではなく、眼の網膜の血流が悪くなって失明したり、腎臓が悪くなって透析をすることになったり、足が腐って切断せざるを得なくなったりします。言うまでもありませんが、命は取りとめても、生活がとんでもなく不自由になります。

糖尿病が起こるメカニズムを簡単に解説します。

飲食物に含まれている糖質は、体内でブドウ糖になり、血液によって体中に運ばれます。細胞はこの糖を取り込んで、活動エネルギーにします。

細胞が糖を取り込むときには、膵臓《すいぞう》でつくられる「インスリン」というホルモンが必要です。

もしインスリンが不足すると、細胞が糖を取り込めないので、血液の中に糖があふれてしまい、「高血糖」という状態になって、それが糖尿病の原因になります。インスリンの量が不足しなくても、何らかの原因でインスリンの働きが弱くなれば、やはり糖尿病の原因になります。

糖尿病の人が睡眠時無呼吸になる原因の一つは、糖質の摂りすぎによる肥満です。喉の周囲に脂肪がついて、上気道が塞がりやすくなるからです。

でも、それだけではありません。睡眠中に起こる無呼吸と呼吸再開の繰り返しで、体内では低酸素状態と普通の状態が繰り返されます。繰り返されるたびに交感神経が優位になり、「アドレナリン」などのホルモンがつくられます。アドレナリンは、肝臓に蓄えられた糖の分解を促すので、血糖値が上がります。

すると、それに応じてインスリンがつくられるわけですが、これが繰り返されると、インスリンの効きにくい身体になってしまうのです。インスリンが効きにくいと血液の中に糖分が留まり続け、血管に悪さをして病気を引き起こす、というわけです。

認知症（アルツハイマー）

　いびきが不自然でうるさい人や、睡眠中に呼吸が不規則になる人は、早い時期に「記憶障害」や「思考の衰退」が始まるリスクが高いという調査結果があります。

　認知症にもいくつか種類がありますが、最も多いのがアルツハイマーです。

　アルツハイマーは、脳にアミロイドβという余分な物質が溜まり、それが起こした化学反応によって神経細胞（ニューロン）が死滅していった結果、脳が萎縮して起こると考えられています。アミロイドβは、いわば認知症の原因物質です。

　幸いなことに、脳には老廃物排出システムがあります。脳の中では「脳脊髄液」という液が、脳細胞の隙間や血管の周囲を流れています。この髄液は循環していて、老廃物や不要なタンパク質などを集めて、血液に排出しています。

　この排出処理のほとんどが、ノンレム睡眠（20ページ）のときに行われています。言い換えると、睡眠時無呼吸などによる「睡眠不足」は、ノンレム睡眠のときに処理されるはずのアミロイドβの排出を妨げて、脳の中にアミロイドβを蓄積させてしまうのです。

「軽度の認知障害がある人」「アルツハイマー病の患者さん」「記憶や思考に問題がない人」の3グループを対象に、睡眠中の呼吸障害の有無と、CPAP治療（第2章で詳細に解説します）の有無が調査されました。

その結果、睡眠中の呼吸障害がある人は、治療が済んで呼吸障害のなくなった人と比べて、平均で約10年早く軽度の認知障害を発症していました。

軽度の認知障害になった年齢は、睡眠時無呼吸の人が平均77歳、治療済みで障害のなくなった人は平均90歳でした。

アルツハイマー病が発症した年齢は、睡眠時無呼吸の人が平均83歳、治療済みで障害のなくなった人は平均88歳でした。

これは、睡眠時無呼吸の人がCPAP治療を受けると、軽度の認知障害やアルツハイマー病の発症を、数年から10年ぐらい遅らせることができるということです。

CPAP治療を受けなくても、第3章で紹介する「横向き寝」を実践することでも、同じように認知症の発症を遅らせる効果があると考えていいでしょう。

がん

睡眠時無呼吸は、がんになるリスクを間接的に高めます。それは無呼吸で、細胞が必要とする酸素も少なくなることが原因です。低酸素状態にしたマウスと普通のマウスを皮膚がんにかからせたところ、低酸素マウスのほうが皮膚がんの進行が速かったという実験結果があります。

また、無呼吸が睡眠の質を落とすために、睡眠中に行われているはずの「細胞の再生」がなされず、免疫力が低下します。風邪を引いても一晩寝たら回復したという経験は誰にでもあると思いますが、それは免疫細胞が睡眠中に風邪のウイルスと闘っていたからです。

がんも同じです。私たちの身体の中では毎日「がん細胞」が生まれ、免疫細胞によって退治されています。ところが免疫力が弱くなると、がん細胞を退治する働きも弱くなって、がん細胞が生き残ってしまうのです。

約1500人を対象にした約20年間の調査があるのですが、当初から重い睡眠時無呼吸だった約60人ががんになった割合は、他の参加者の4・8倍でした。

感染症

コロナ禍によって、私たちは感染症の恐ろしさを改めて実感しました。目には見えなくても、私たちの周囲にはさまざまな細菌が存在しています。

睡眠時無呼吸になると睡眠の質が下がり、その結果、免疫力が弱くなります。すると健康な人なら問題にならない弱い細菌にも感染しやすくなります。そういう弱い細菌を「日和見菌」と言いますが、日和見菌によって肺炎になり、命を落とす人はたくさんいます。ラットを使って断眠実験をしたところ、もともと腸内細菌として存在していたバクテリアが血液中に繁殖し、すべてのラットが約2週間で死んでしまいました。

私のいた心臓血管外科に来た「感染症心内膜炎」や「感染性動脈瘤」などの患者さんに簡易検査をすると、ほぼ全員が重症の睡眠時無呼吸症候群でした。

睡眠時無呼吸があると弱い細菌にも負けてしまい、感染症になって命を落とすことがあるということです。睡眠時無呼吸の患者さんが新型コロナウイルス感染症にかかるリスクは8倍だそうです。

さて、いくつもの病気を解説してきましたが、これがすべてではありません。

また、ここまでの病気に至らなくても、睡眠時無呼吸は生活の快適さや質（QOL）を下げることになります。勉強や仕事にも影響が出るはずです。不眠症や寝不足は作業効率の低下や事故などを起こすため、その経済的損失は年間約3兆5000万円という試算もあります。いびきや睡眠時無呼吸を軽視してはいけません。可能性が少しでもあれば、どうかしっかり向き合ってください。

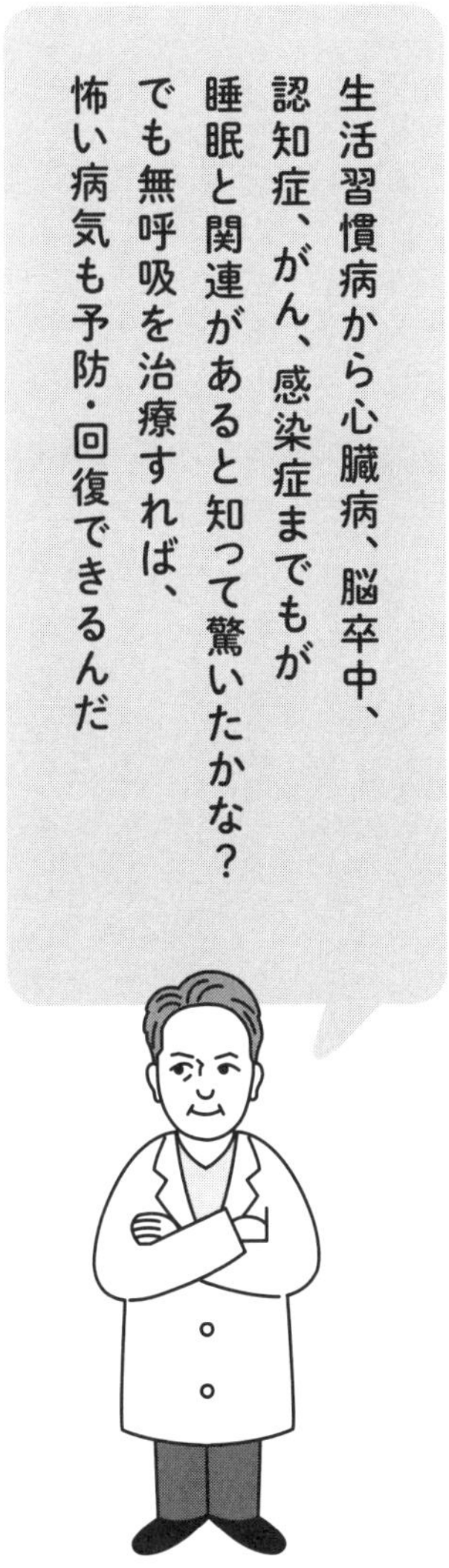
生活習慣病から心臓病、脳卒中、
認知症、がん、感染症までもが
睡眠と関連があると知って驚いたかな？
でも無呼吸を治療すれば、
怖い病気も予防・回復できるんだ

第 2 章

重い無呼吸には CPAPという 治療法がある

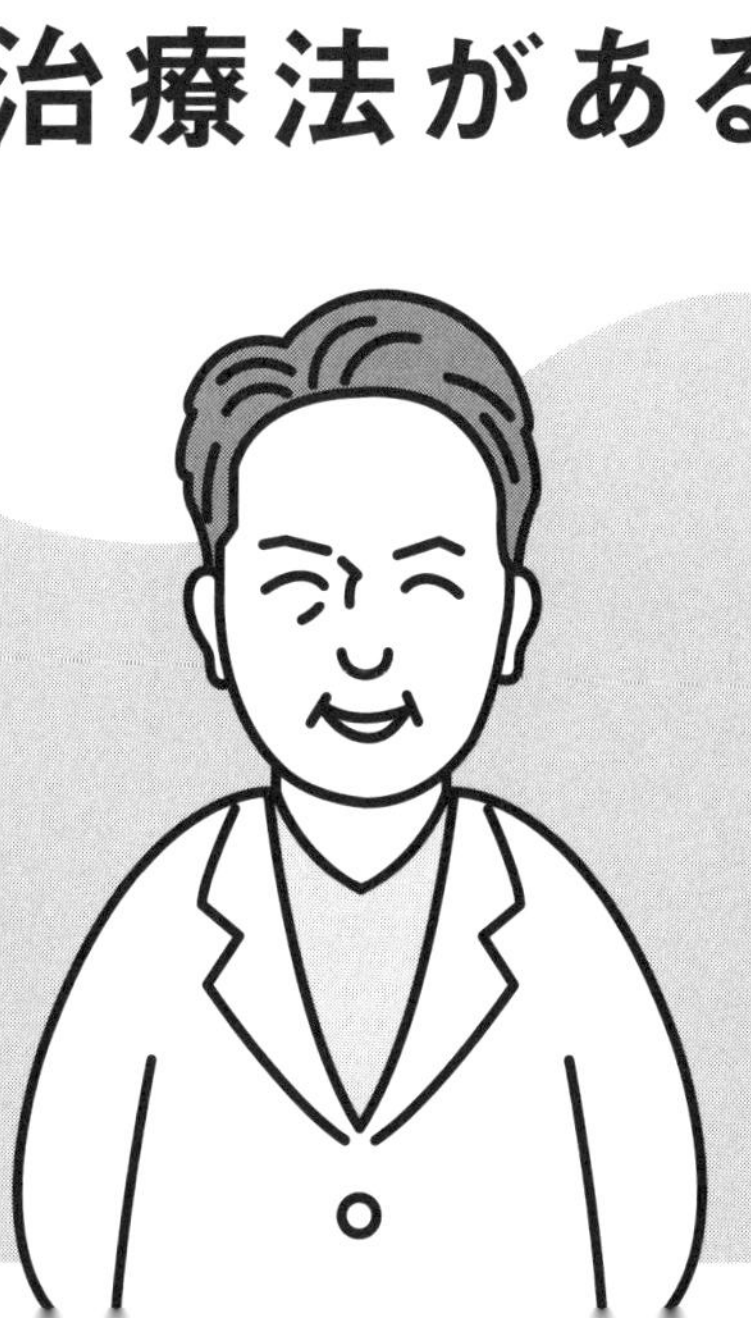

CPAPは睡眠時無呼吸にベストの治療

専用マスクをつけるだけのCPAP治療

睡眠時無呼吸の治療法にはいろいろありますが、一番オーソドックスなのはCPAP（シーパップ）です。狭くなってしまった気道を拡げることで、睡眠時無呼吸を起こさせません。

CPAPを始めた患者さんの多くがこうしたことを言います。

「いびきが減って静かになった」
「よく眠れるようになって寝覚めがいい」
「夜中に起きる回数が減った」
「朝起きたときの頭痛がしなくなった」

つまり、みんなその効果を実感しているのです。

ＣＰＡＰは、Continuous Positive Airway Pressure の略です。日本語にすると「持続的な気道陽圧」ですが、ピンと来ないですよね。

わかりやすく言うと「息を吸うときも吐くときも、変わらない圧力を気道にかけ続ける」ということです。

寝るときに専用のマスクをつけ、エアチューブを通して、軽い圧力をかけた空気を常に気道へ送ります。気道が開いた状態を維持して、無呼吸や低呼吸を防ぐのです。

「ＡＨＩ」という指数を覚えていますか？

１時間当たりの無呼吸と低呼吸の平均回数でしたね。

もしもＡＨＩが50以上になると、大腸がんの末期と同じくらいの予後（経過と結末）になり、放っておくと数年以内に亡くなります。でも睡眠時無呼吸ががんと違うのは、ＣＰＡＰを使えば劇的に正常な状態に戻るということ。ＣＰＡＰはどんな薬よりも効き、しかも副作用がありません。

CPAPはこうして行う

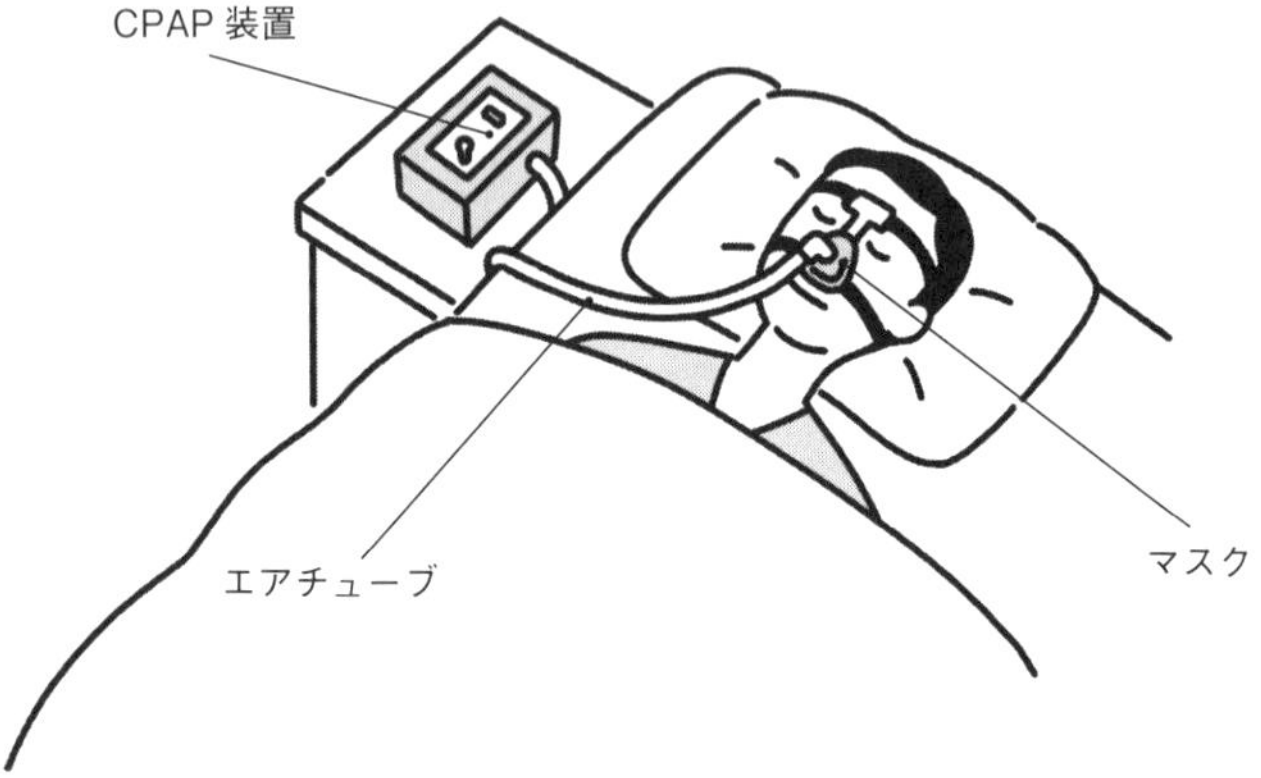

CPAPはこうい う原理になっている

●閉塞性睡眠時無呼吸症候群

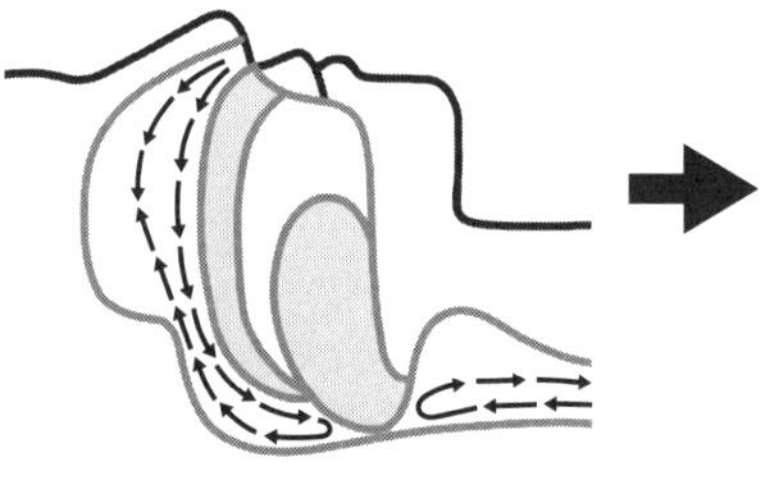

軟口蓋や舌根が垂れ下がり、気道が塞がっている

●CPAPを装着すると……

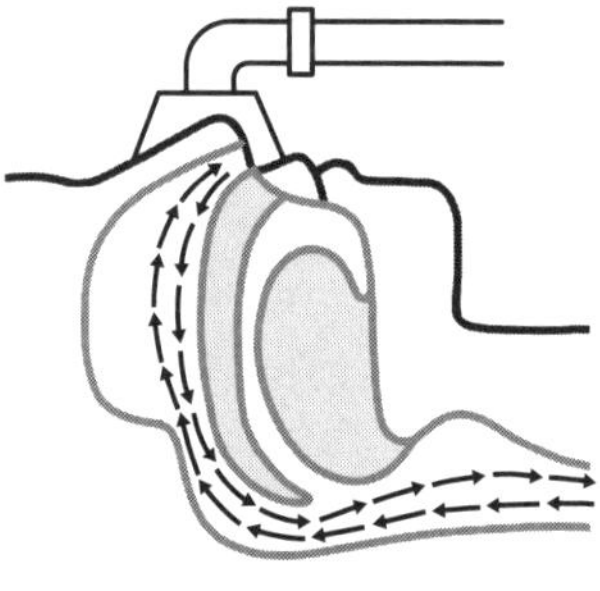

マスクから空気が送り込まれ、気道が塞がるのを防ぐ

●CPAPのマスクは3種類

顔につけるマスクは消耗品です。3種類ありますが、自分で選べます。

・ネーザル……鼻全体を覆う、最も一般的なタイプ
・ピロー……鼻の穴に据える、小さなタイプ
・フルフェイス……鼻と口を覆う、鼻詰まりや口呼吸にも対応するタイプ

CPAPマスクには主に3種類ある

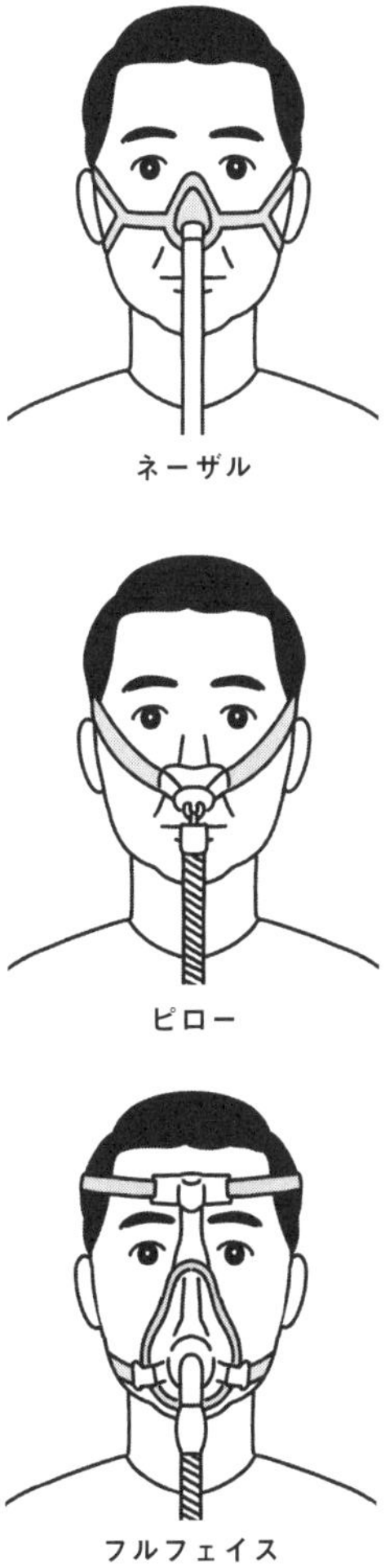

自分に最適な設定ができる

「軽い圧力をかけた空気を常に気道へ送る」と聞いて、「外から一方向に空気を送られると、息を吸うときはいいけど、吐くのが大変になるのでは？」と思ったかもしれません。でも、そこまで強い空気圧ではないので、その心配は無用です。

●1泊入院で装置を最適化できる

使うにあたっては、一晩だけ入院して「タイトレーション」と呼ばれる装置の最適化ができます。ＰＳＧ検査（48ページ）と同じ状況で、ＣＰＡＰを装着して眠ります。空気圧を低い段階から少しずつ上げていき、血液中の酸素飽和度、上気道の閉塞状態、いびきの有無、覚醒反応などをチェックしながら、無呼吸が消えたときの空気圧を「最適なＣＰＡＰ圧力」として設定します。

最適な圧力は年齢や体重の変化によって変わるので、1年に1度タイトレーションをするのもいいでしょう。

CPAPの装置はレンタルできる

ＣＰＡＰ装置一式の重さは2キロにも満たないので、旅行にも持っていけます。装置一式は、病院、またはその指定業者でレンタルできます。患者さんは月に1回通院することが多いのですが、1カ月のレンタル料を含む診察代は、自己負担3割の場合で4000～5000円程度です。病状が安定してくると、オンライン診療を受けつける病院もあります。その場合は3カ月で通院1回・オンライン2回などの診療になります。

実は、私も
睡眠時無呼吸症候群です。
CPAPを使いはじめてやめられなくなり、
もう4年になりました

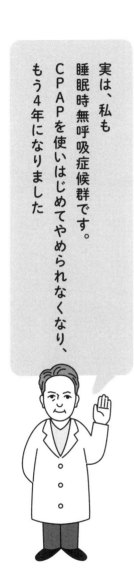

軽症でもCPAPを使うのがベスト

CPAPは〝対症療法〟です。根本的に病気を治すのではなく、つけている間だけ気道を拡げて、睡眠中の呼吸を正常に保つだけです。それでも、最もおすすめの治療法です。少しでも無呼吸・低呼吸があれば、誰にでも使ってもらいたいと思っています。ただし、そうはいかない状況があるのも事実です。

●日本では「AHI20以上」で保険適用

おさらいになりますが、AHI（1時間当たりの無呼吸と低呼吸の平均回数）の数によって、日本では睡眠時無呼吸を次のように分けています。

・AHI5以上15未満……軽症
・AHI15以上30未満……中等症
・AHI30以上…………重症

検査でAHIが20以上だと、「CPAP療法」が最も適切な治療（標準治療）として、健康保険が適用されます。保険を適用する場合には、月に1度の受診が必要ですが、安価で済みます。保険適用にならない人は、自費で全額をまかなうことになります。

●アメリカでは「AHI5以上」でCPAP

睡眠時無呼吸症候群をよくわかっていない医師が診察・診療にあたると、AHIが18ぐらいの患者さんを「20に届かないから大丈夫」と治療をせずに帰してしまいます。ですが多くの患者さんを診てきた私は、AHIが18や19でも治療すべきだと考えています。そもそも19と20の差は誤差の範囲です。

私が心臓外科医として働いていたアメリカでは、AHIが5以上でCPAPを使えました。CPAPを早期にやれば、いろいろな病気の予防になり、死亡を減らせ、結果として医療費を削減することにもなるからです。

私はたとえ軽症（AHIが5以上）でも、アメリカのようにCPAPを保険適用にすべきだと考えています。

重症でなくてもCPAPを使うべき理由

検査を受けたものの、軽症と診断され、CPAPが保険適用にならなかった人も多いことでしょう。そういう人がCPAPを使うには自費になってしまいますが、それでもCPAPを使うべきだと私は思っています。

それには理由があります。軽症から重症までの区分けはAHIの値で決められていますが、AHIは「無呼吸と低呼吸の〝平均〟回数」です。無呼吸・低呼吸の回数が多いほど重症だという判断はおかしくありませんが、回数だけを問題にしていると、本当の重症患者を見落としてしまいます。

●留意すべきは「酸素濃度」

無呼吸が数分間続けば、血液の中の酸素は一気に減ります。血液中の酸素不足が招く命にも関わる病気については、第1章で述べました。「血中酸素飽和度」（酸素濃度）がひどく低下すると、とても危険なのです。

検査をすれば、「酸素濃度」もわかります。酸素濃度は95〜98が正常値。90以上であれば問題ないのですが、90を下回ると危険です。

ドラマで危篤状態の人のそばにモニターがあるシーンを見たことがあるでしょうか。呼吸が弱くなるにつれ、モニターに表示された酸素濃度がだんだん下がってきます。70ぐらいになると、ツーという音とともに心電図が平らになり、亡くなったことがわかります。このように、酸素濃度は命があるかないかを示すほどの重要な数値なのです。

そして注目しなければならないのは、「〝平均〟酸素濃度」ではなく、「〝最低〟酸素濃度」です。「最も下がった値」が問題なのです。

わかりやすい例を挙げましょう。天気予報の台風報道を思い出してください。台風の勢力は、「平均風速」ではなく「最大風速」で示されます。それは最大瞬間風速によって、災害の程度が予想できるからです。

最大瞬間風速が大きければ、たとえそれが短い時間であっても、そのときに屋根瓦が飛んだり電柱が倒れたりといった深刻な事態に至るので、平均風速ではなく最大風速が問題視されるわけです。

それと同じで、睡眠時無呼吸の人は、酸素濃度がぐっと下がったときに身体が急激に悪くなります。

AHIという〝平均値〟が低ければCPAPの保険適用の基準に達しないので、心配はないと思われがちですが、〝最低値〟を見なければ本当の重症度はわかりません。平均値を見て判断することの落とし穴がここにあります。

具体例を挙げましょう。次ページにあるのは60代男性のPSG検査の結果です。AHIは3・4で「軽症」よりも下の「正常」という診断になっています。

ですが、血中酸素飽和度（SpO_2）を見てください。平均値は96で問題なさそうですが、最低値は84となっていて、90を大きく下回って危険な値です。

私ならCPAPを使うべきだと判断します。CPAPでなくても、マウスピースなど何らかの治療をしたい状態です。

検査をすれば、検査の内訳も見ることができます。その内訳が重要なので、検査を受けたら、ぜひその内訳を自分でよく見てください。

検査では酸素濃度の最低値にも注目する

●60代男性の検査結果

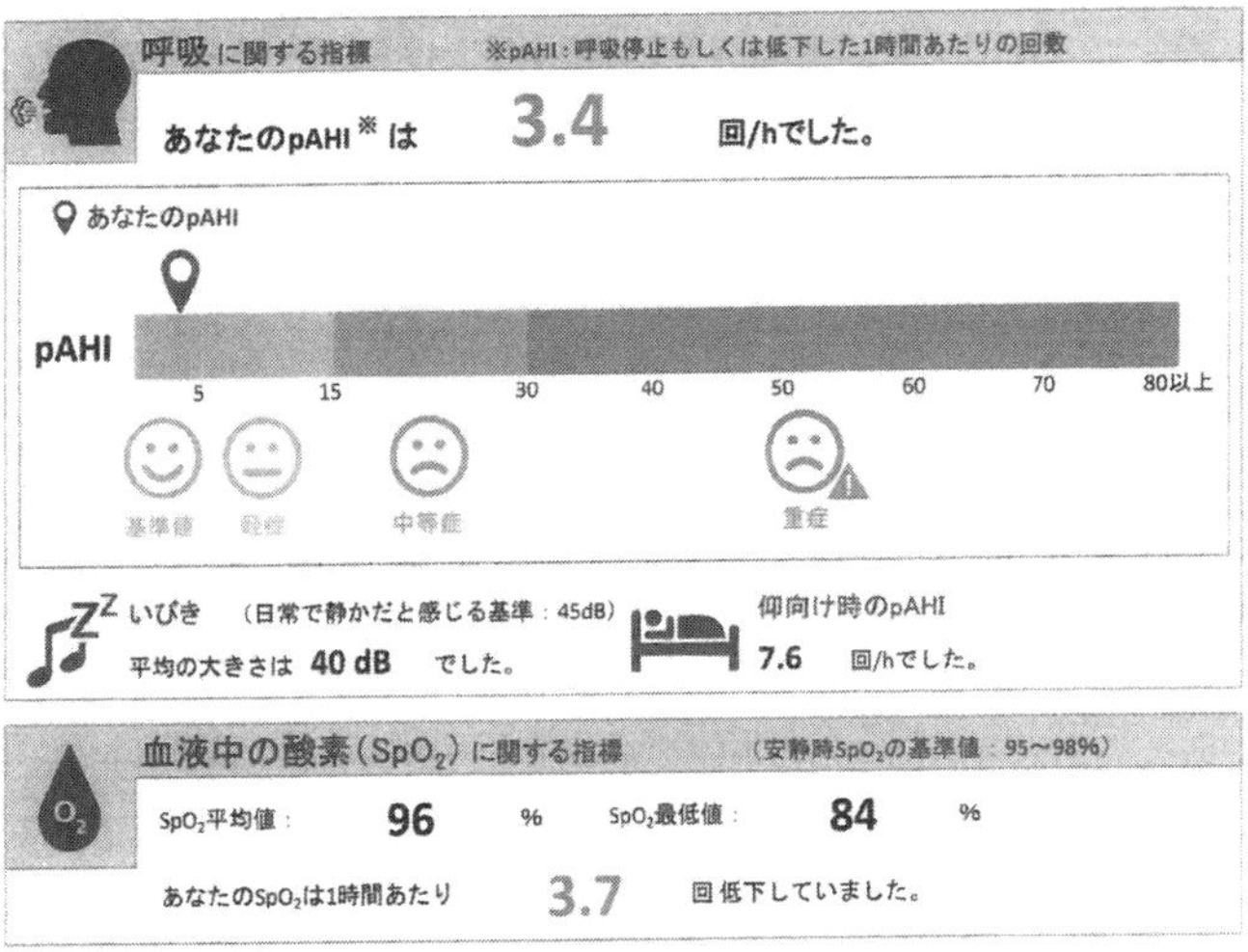

無呼吸に対するCPAP以外の治療法

マウスピース

睡眠時無呼吸にはCPAPが最適の治療法ですが、他にも治療法はあります。

ここでは、私が勧める治療法と、そうではないけれども世の中に存在している治療法の両方を紹介します。

まず、いびきのひどい人や軽度～中等度の睡眠時無呼吸の人に勧めたいのがマウスピースです。軟らかい装具を口にはめて寝るだけです。

マウスピースと一口に言っても「ボクシング選手用」「歯ぎしり防止用」など用途別に数種類あります。睡眠時無呼吸に対応するマウスピースは、このどちらとも全然違うものです。下顎や舌を前方に動かして固定し、上気道の狭窄や閉塞を防ぐもので、「下顎前方整位型マウスピース」と呼ばれます。

マウスピースはこうして気道の閉塞を防ぐ

睡眠時無呼吸用マウスピース

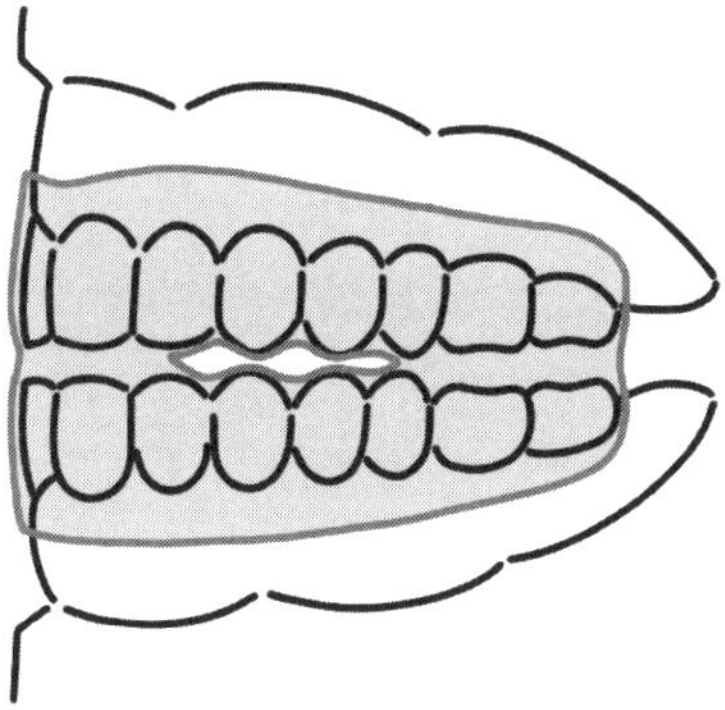

●使わない場合

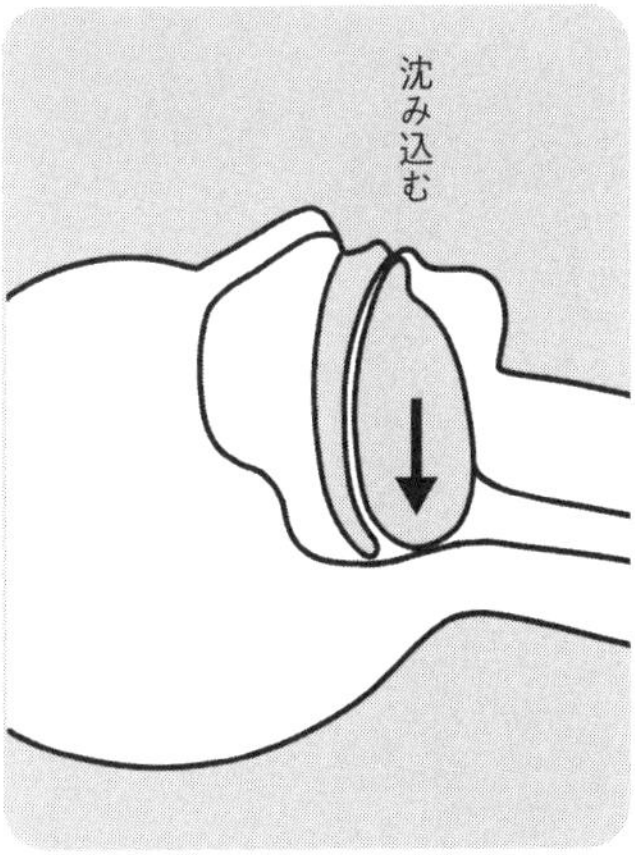

●使った場合

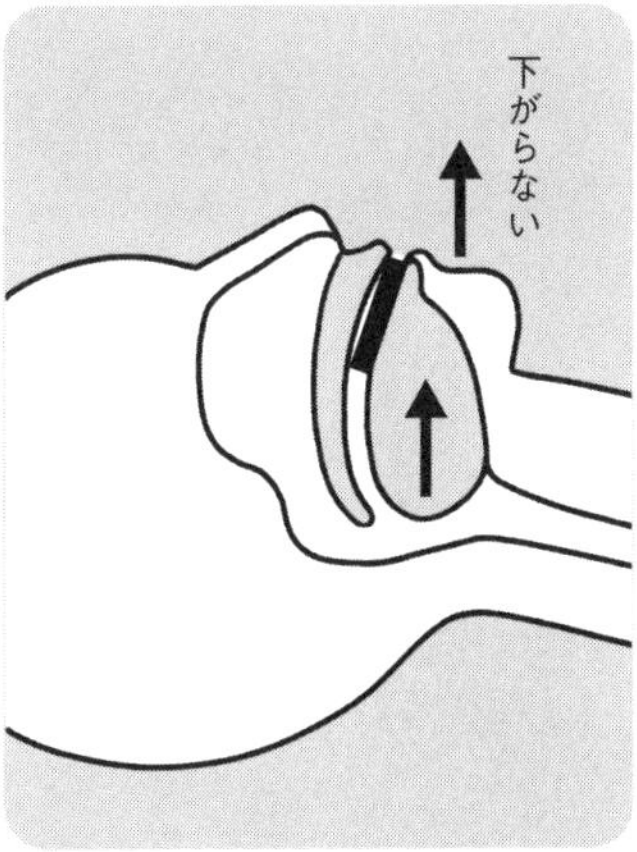

●「横向き寝」＋「マウスピース」で効果増大

マウスピースはCPAPに比べて効果は下がりますが、CPAPが保険適用にならない患者さんには、低価格で簡便なのでおすすめです。

第3章で紹介する「横向き寝」でマウスピースも使えば、さらに効果が高まります。

私はCPAPを使っている人にも、マウスピースを勧めます。外泊するときにCPAPは持っていきにくくても、マウスピースなら簡単に持ち運べるからです。

また、CPAPには「やらされている感」が強くて抵抗のある人にも、「自主的に取り組んでいる感」があっていい、というケースもあるようです。

アメリカでは、医師が競って独自のマウスピースを開発して特許を取り、さまざまなタイプが氾濫しています。

日本には「スリープスプリント」というマウスピースがあります。中川健三という歯科医が開発したのですが、普及させるためにあえて特許を取らなかった製品です。下顎を前に数ミリ出す上下一体型のマウスピースです。

ただし、重症の睡眠時無呼吸になると効果は期待できません。ですからマウスピースが保険適用されるのは、検査で軽度～中等度だと判断された睡眠時無呼吸だけです。重度（AHI30以上）の場合には効果は低いのです。

さらに、歯並びをずらすようなかたちになるので、装着したときに違和感が大きい場合があります。また、顎の関節に負担がかかる場合があること、噛み合わせが悪くなる場合があること、長期間使っていると顎が変形する可能性があることなどのデメリットもないわけではありません。

また、成長が早い子どもには適しません。ひどい鼻詰まり、扁桃・アデノイド肥大がある人、極端に下顎が小さい人、上下の歯が20本以下の人なども、使いづらかったり使えなかったりすることがあります。

●製作するのは歯科口腔外科や歯科

1人1人に合わせてつくられるものですが、2回ぐらい通院すればつくれます。製作には手間がかかりますが、一度つくれば、寝るときにはめて、起きたら外すだけ。手軽なものです。健康保険が適用されるし、定期的な通院は不要です。合わなければ、つくり替えることもできます。

マウスピースを製作するのは〝歯科口腔外科〟や〝歯科〟ですが、医師の紹介状を持たずにいきなり行ってもつくれません。


ここで悩ましい問題があります。それは睡眠時無呼吸をよく知り、1人1人に合ったマウスピースを適切に作成できる専門医が限られていることです。マウスピースは個人によって違うものなので、微妙な調整が必要です。経験が豊富な歯科口腔外科や歯科にかからないと、思うような効果は出ません。

「無呼吸用のマウスピース」について知らない歯科医も多いので、中途半端なものしかできないケースが多々あります。顎をどれだけ前に出すか、微妙な判断が必要になります。前に出せば出すほど無呼吸にはいいのですが、無理に出すと朝起きたときに顎関節が痛くなってしまいます。逆に、充分に顎が前に出なければ、治療効果が出ません。痛くならない程度に、最大限前に出すところに職人技が求められます。

ナステント

ナステントは、鼻から挿入するチューブ状の医療機器です。チューブの先が口蓋垂（のどちんこ）に達し、気道の狭窄や閉塞を防ぎます。

それによって、いびきや睡眠時無呼吸を改善し、寝苦しさや睡眠中の頻繁な目覚めを防ぐ効果があります。

チューブには潤滑油が使われ、負担を抑える工夫がされているので、ほとんど違和感なく使用できます。

ナステントは全国150以上の医療機関で取り扱われています。

レーザー治療

気道が狭窄・閉塞する部分（軟口蓋や口蓋垂など）にレーザーを照射して、緩んだ組織を引き締めるという治療です。「ナイトレーズ」や「パルスサーミア」などがあります。

手術と違ってメスを使わないので、麻酔もせず、切開や縫合もないため15分で済みます。治療中の痛みはほとんどありません。

ただし、軟口蓋が狭くなることで生じるただの〝いびき〟には効果が期待できますが、睡眠時無呼吸ではもっと奥が塞がっているので、あまり期待できません。

また、一時的に口の中がザラつく、熱を感じるなどの副作用はあります。

なお、日本では未承認の機器や医薬品を使うので、保険の効かない自由診療になります。1回で10万円ぐらいかかり、複数回することが多く、3回コース・5回コースなどを設けているクリニックもあります。

外科手術

外科手術にもいろいろあります。たとえば下顎の骨を切って前に出し、気道の確保や拡張を図るような大手術です。痛みや危険を伴うのに、それに見合うだけの効果が少ないので、私は勧めません。

ですが、治療法として有名なものだけを紹介しておきましょう。

●舌下神経（電気）刺激術

舌を動かす〝舌下神経〟に電極をつけて刺激する治療法です。皮膚の下に植え込んだペースメーカーが、睡眠中の舌下神経に刺激を与え、舌を前に出すことで、空気の通り道を拡げます。

保険適用になっていますが、かなり大がかりな手術で、それで睡眠時無呼吸が治るわけではありません。何より手術で神経に傷をつけたら、逆に舌が落ちてしまいます。非常に危険な手術なので、私は絶対にやりたくないと思っています。

●UPPP

いびきの原因が上気道の柔らかい部分にある場合には、口蓋垂（のどちんこ）、扁桃、軟口蓋の一部を切除して気道を拡げる手術をすることがあります。

これは「口蓋垂軟口蓋咽頭形成術」という手術で、「UPPP」（ユーピーピースリー）と呼ばれます。

対症療法ではなく根治治療ですが、入院や全身麻酔が必要な大がかりな手術です。

上気道が塞がる原因や部位の特定が難しいこともあって、手術後に成果が上がるのは50%です。

手術後は傷のせいで癒着が起きて、以前よりも症状が悪化する患者さんも少なからずいます。手術による傷がなかなか治らずに、喉に激しい痛みがあったり、水を飲むと鼻から逆流したりなどといったトラブルもあります。さらに、時間の経過とともに再発の恐れがあります。

そういうこともあって、最近はあまり行われていません。

●扁桃摘出術

子どもの睡眠時無呼吸は、扁桃やアデノイドの肥大が原因であることが多いので、それを電気メスなどで切り取る「扁桃摘出術」や「アデノイド摘出術」が第一選択になります。

大人でも気道が塞がる原因がアデノイドや扁桃の肥大であることが明らかであれば、手術で摘出することがあります。

薬物療法

閉塞性の睡眠時無呼吸症候群にではなく、基本的に「中枢性睡眠時無呼吸症候群」に用いられます。これには「ダイアモックス」という薬が使われます。

難しい機序は省略しますが、軽症〜中等症の一部の人に、薬の服用は効果があります。

ただし、長期間使ったときの効果や副作用はまだわかっていません。

自分でできる治療

●横向き寝

次の第3章で詳しく解説します。費用をまったくかけず、今晩からすぐに始められ、即効性があり、誰にでもできる方法です。

ただし、重症の人への効果は薄くなります。

●その他

「肥満を解消する」「鼻呼吸の習慣をつける」「舌を鍛える」などは、自分でできる治療法です。即効性はありませんが、対症療法ではなく、根本的な治療になります。詳しくは第4章をお読みください。

また、マウスピースから小さな電流を舌に流して軽い振動で舌を鍛えるマシンや、舌が気道を塞がないよう留めておくシリコンゴムなど、いろいろな市販品も出ています。

第 3 章

横向き寝で いびき・無呼吸は 劇的に改善する

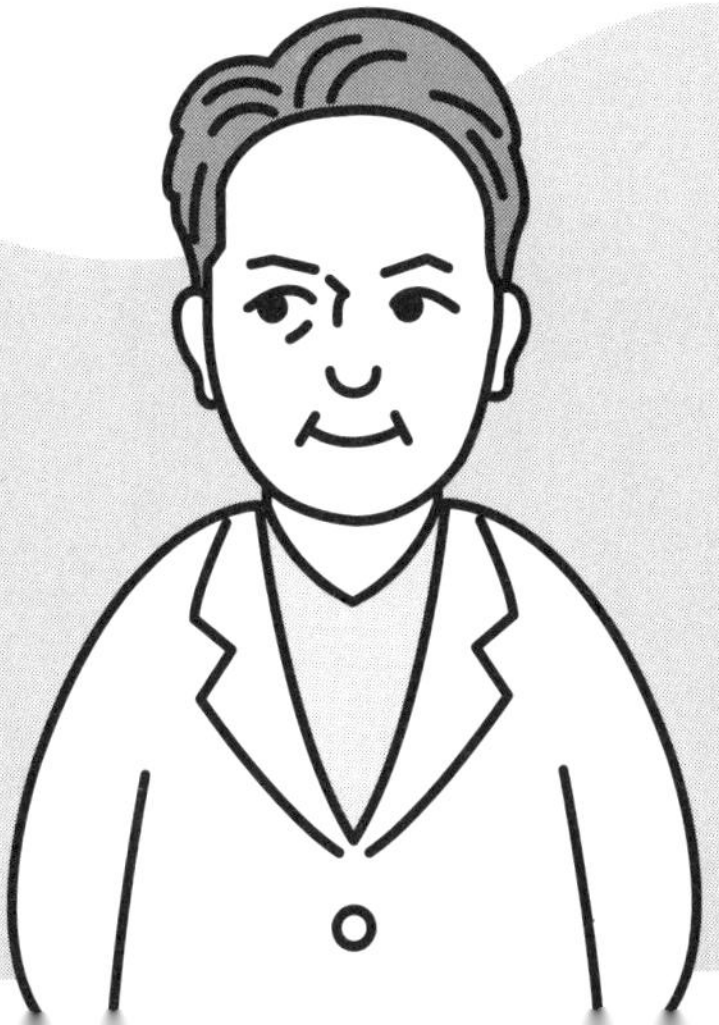

仰向けか？　うつ伏せか？　横向きか？

寝ているときの姿勢も大事

日常生活の中で悪い姿勢を続けていると、腰や肩に負担がかかったり、内臓に悪影響を及ぼしたりすることは知られています。実は、寝ているときの姿勢も同じです。

健康な人が立っているときの背骨は、前から見れば直線に、横から見ればなだらかなS字状になっています。

できれば寝ているときにも、この姿勢が保たれていることが理想です。それは身体の圧が均等に分散され、負担が偏らないからです。

健康な人は誰でも寝返りを打つので、ずっと同じ姿勢で寝ているわけではありませんが、それでも床に就くときには〝好きな姿勢〟があることでしょう。

まずは、仰向け・うつ伏せ・横向きのそれぞれの特徴を知りましょう。

身体がリラックスする「仰向け」

背中全体で身体を支えるので、身体への負担が少なく、安定した姿勢です。大の字に寝れば、のびのびした気分にもなるでしょう。手足を動かしやすいので、血液がよく循環し、筋肉もこりにくいとされます。

ただし、睡眠時無呼吸の人には最も危険な姿勢です。

仰向け寝

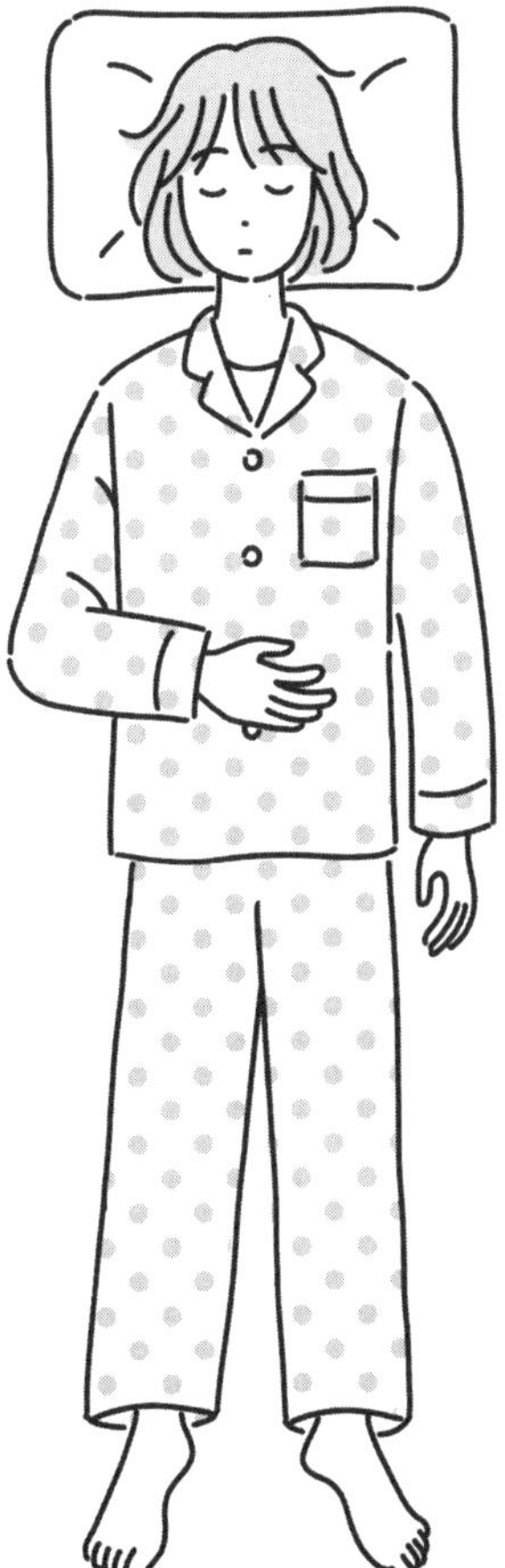

精神的に落ち着く「うつ伏せ」

お腹が温まって安心感を得られるせいか、子どもが好きな体勢です。大人も気道が狭められないので、睡眠時無呼吸になりません。いびきもかきにくくなります。ただし、首を曲げて顔を枕に押しつけるため、こりや歪みの原因になります。胸も圧迫されるので、リンパの流れが妨げられる可能性もあります。

うつ伏せ寝

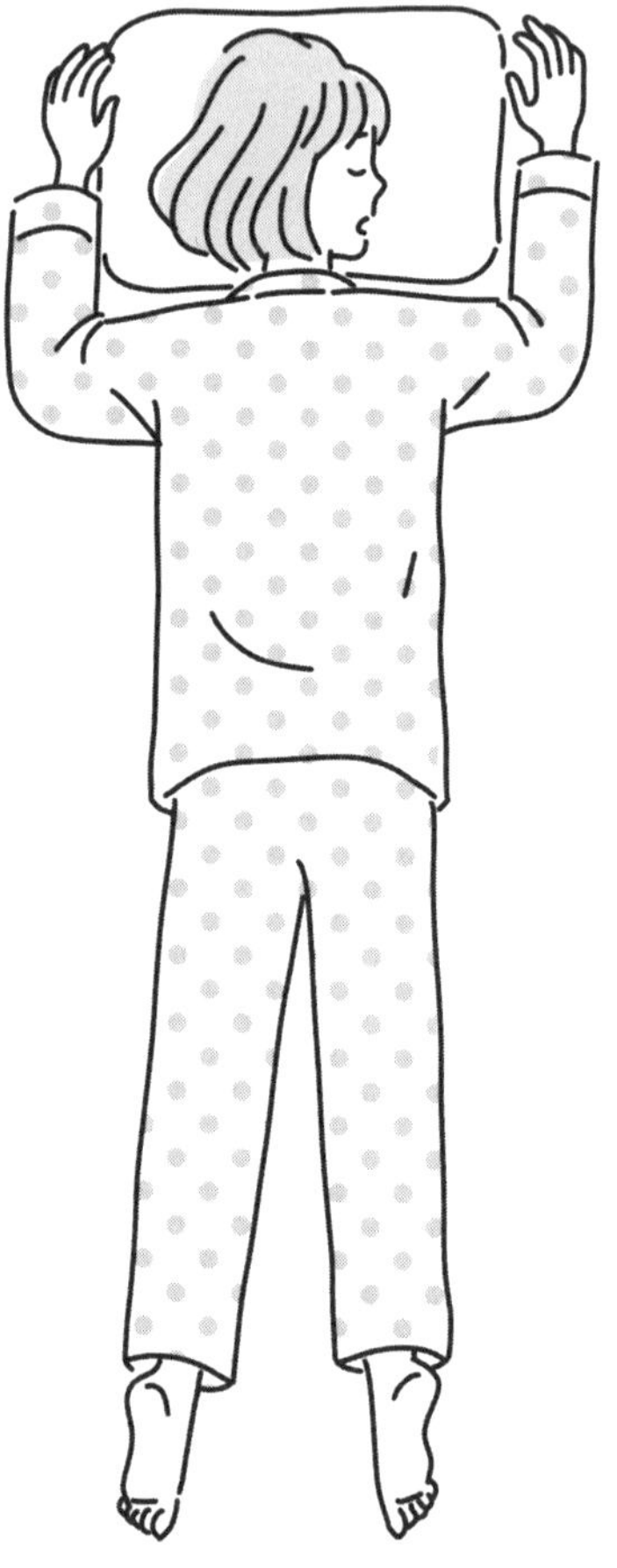

いびきを防ぐ「横向き」

背中を丸めるほうが楽な人には取りやすい体勢です。ただし、仰向けに比べるとマットへの接地面積が少ないため、接地部分への負担が大きくなり、肩や骨盤が圧迫されて筋肉がこりやすいとされます。

それでも、気道が狭くなりにくいので、いびきに悩む人や睡眠時無呼吸の人には最も勧めたい姿勢です。

理屈から言えば、「横向き」よりも「うつ伏せ」のほうがよりいいのですが、うつ伏せで寝るのは苦しいと感じる人が多いので、私は横向き寝を勧めています。

実際には、うつ伏せで寝ている人はほとんどいないことが、検査結果などからもわかっています。

横向き寝のメリットや、無理なく横向き寝をするコツについては、次項から詳しく紹介していきましょう。

いろいろな体勢の横向き寝

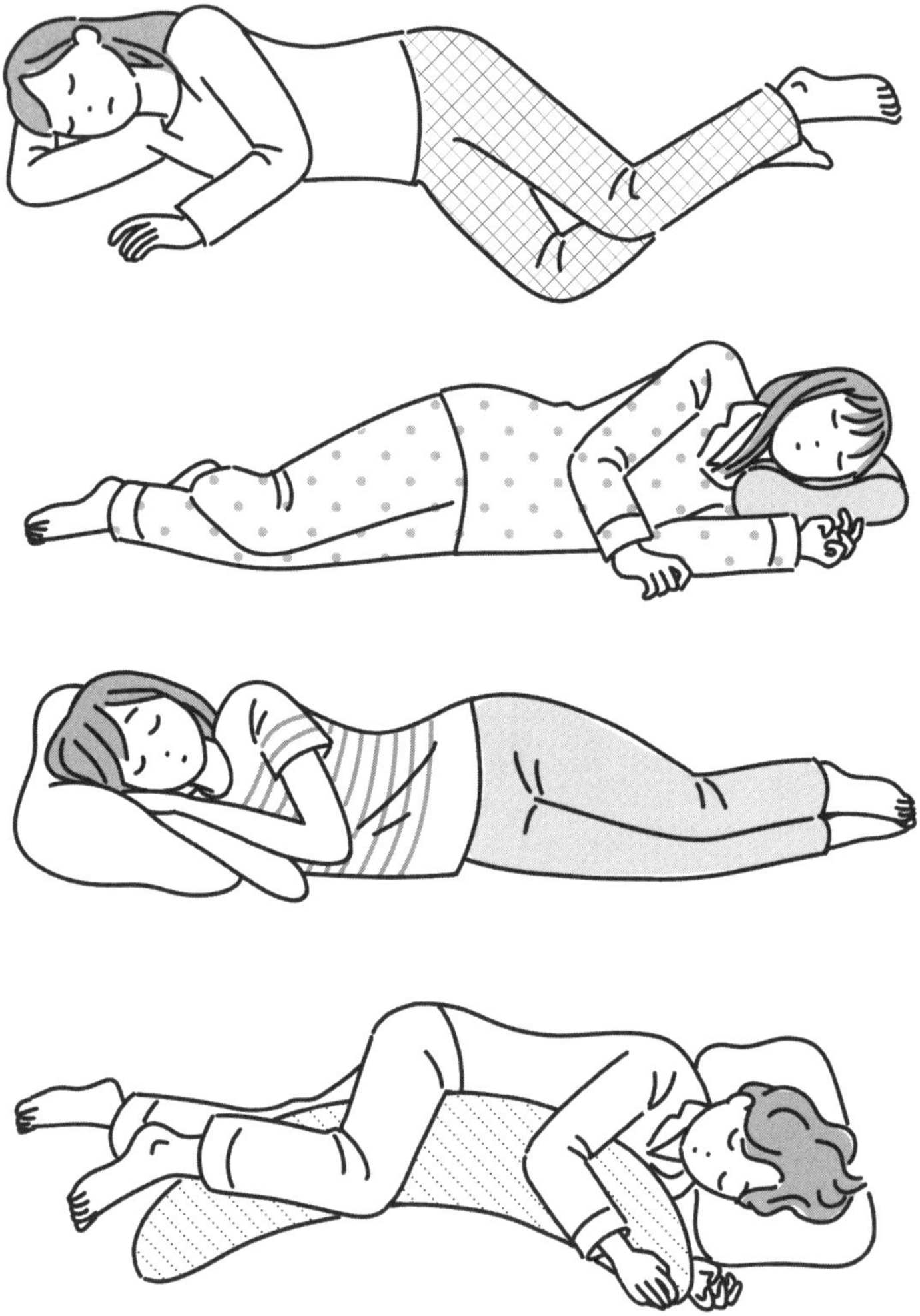

横向き寝が素晴らしい理由

横向きに寝れば気道は塞がれない

私が主張したいのは、いびきの悩みや無呼吸の疑いが少しでもあれば、とにかく「横向きに寝なさい」ということです。極論を言えば、この本のすべては「横向きに寝なさい」の1行で終わるぐらいです。

いびきや睡眠時無呼吸のメカニズムについては、第1章で詳しく説明しました。舌や軟口蓋などが重力によって垂れ下がり、それが上気道を塞ぐことで、呼吸の数が低くなったりなくなったりするというメカニズムでしたね。

この現象は、仰向けで寝ることによって生じます。逆から言えば、横向きに寝ればこの現象が起きないのです。

だからこそ、「横向き寝」はいびきや睡眠時無呼吸を防止、または緩和して、熟睡できるようになる最も簡単な方法なのです。

費用はかからず、今夜からすぐに始められます。

すでにマウスピースをつけている人も、横向き寝をするとより効果が上がります。

横向き寝なら気道を広く保てる

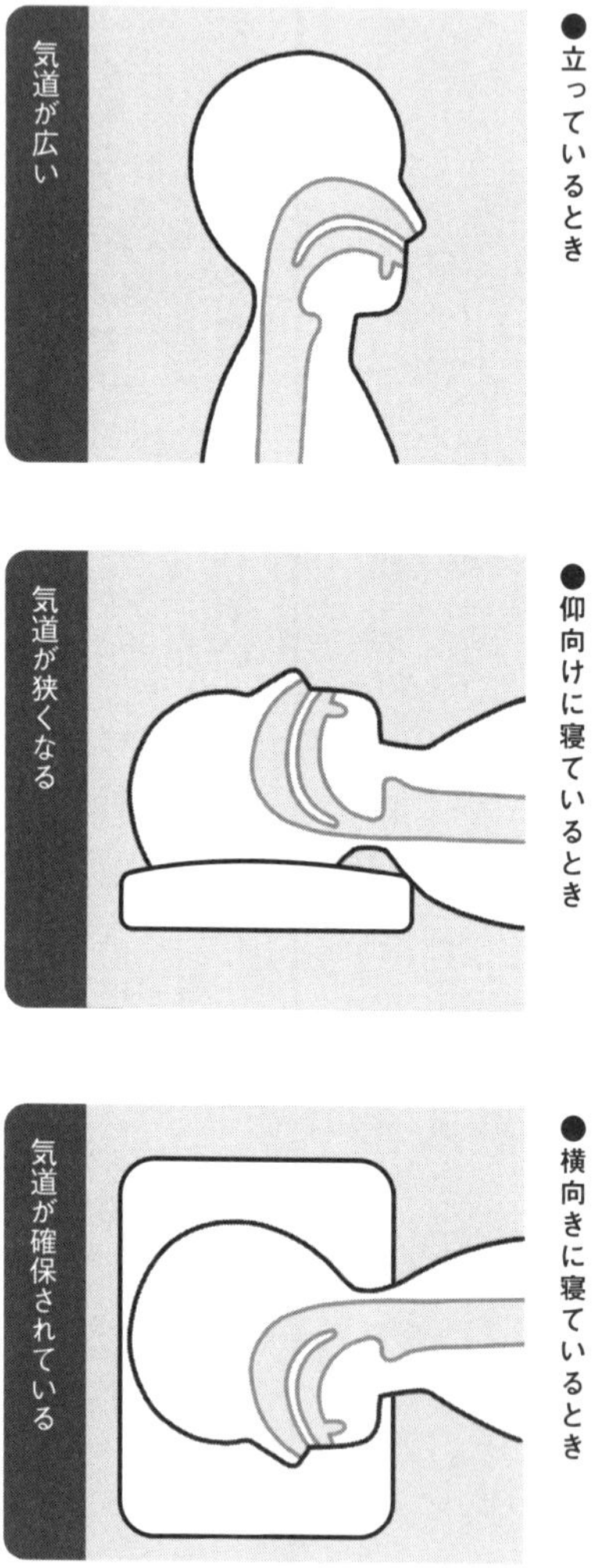
●立っているとき
気道が広い
●仰向けに寝ているとき
気道が狭くなる
●横向きに寝ているとき
気道が確保されている

横向き寝を特に勧めたい人

横向き寝で効果が期待できないのは、「極端に太っている人」です。BMI30以上ぐらいになると効果が見込めませんが、日本人には1〜2%しかいません。

また、すでにCPAPを使っている人は、必要ありません。CPAPで気道の確保ができているからです。逆に、横を向くことでマスクがずれてしまうため、CPAPをしている人は横向き寝に向いていません。

それ以外の人なら、横を向いて寝るだけで、症状の改善が見込めます。特に、次の人はぜひ取り組んでください。

●検査に行っていない人

「ひどいいびきをかく」「熟睡感がない」「昼間に急な眠気に襲われる」「夜中に何度も目が覚める」などの自覚があっても、「何となく検査に行く気にならない」「忙しくてなかなか行けない」「どこに行けばいいのかわからずに困っている」「とにかく病院は嫌い」という人もいるでしょう。

そういう人は、「睡眠時無呼吸症候群」という診断を待つ必要はありません。すぐに横向き寝を実践してください。

それで、いびきや慢性的な寝不足感などの悩みが減れば、睡眠時無呼吸である可能性がありますが、横向き寝をすることで、すでにその治療になっています。

●CPAPができない人

検査を受けて睡眠時無呼吸症候群だと診断されても、重症ではない（AHIが20よりも下）だったために健康保険が適用されず、CPAPをあきらめた人もいるでしょう。けれども保険適用の範囲外でも、深刻な睡眠時無呼吸の場合があることは第2章で述べた通りです。

あるいは、CPAPを始めたものの、装置を使ってマスクをつけるCPAPにどうしても耐えられず、途中でやめてしまった人もいるでしょう。

どちらの場合の人にも、横向き寝はおすすめです。それだけでCPAPに近い効果が得られる人がいるからです。

横向き寝の基本

横向き寝の良さをだいたいわかってもらえたところで、横向き寝の実践に入っていきましょう。

「横向き寝」の方法はとても簡単です。眠りに入るときに、横向きの姿勢を取るだけでいいのですから。

横向きであれば、どんな姿勢でもかまいません。逆流性食道炎の人は内臓の位置の関係があるので「左側を下にしましょう」と指導されますが、睡眠時無呼吸への対策だけなら右向きでも左向きでもそれぞれの好みでいいのです。

普段、仰向けで寝ていた人はなかなか慣れないかもしれませんね。でも、横向きならこれがなじむという体勢を見つけて、ぜひトライしてみてください。

いびきや睡眠時無呼吸を改善できるのです。今までの睡眠の悩みや苦労が解消されるのです。信じて続けてほしいです。

●横向き寝の「ニュートラル・ポジション」

どんな横向き寝の体勢でもかまわないのですが、私からちょっとおすすめしたい横向き寝があります。

左右の足をそろえると、上にした足が下になる足を圧迫してしまい、下の足に負担がかかります。

それを避けるために、上になる足を前に出しましょう。それだけで楽になることが多いはずです。

私はこれを「ニュートラル・ポジション」と呼んでいます。膝の間に枕を挟んでも、同じ効果を得られます。

ニュートラル・ポジションの横向き寝

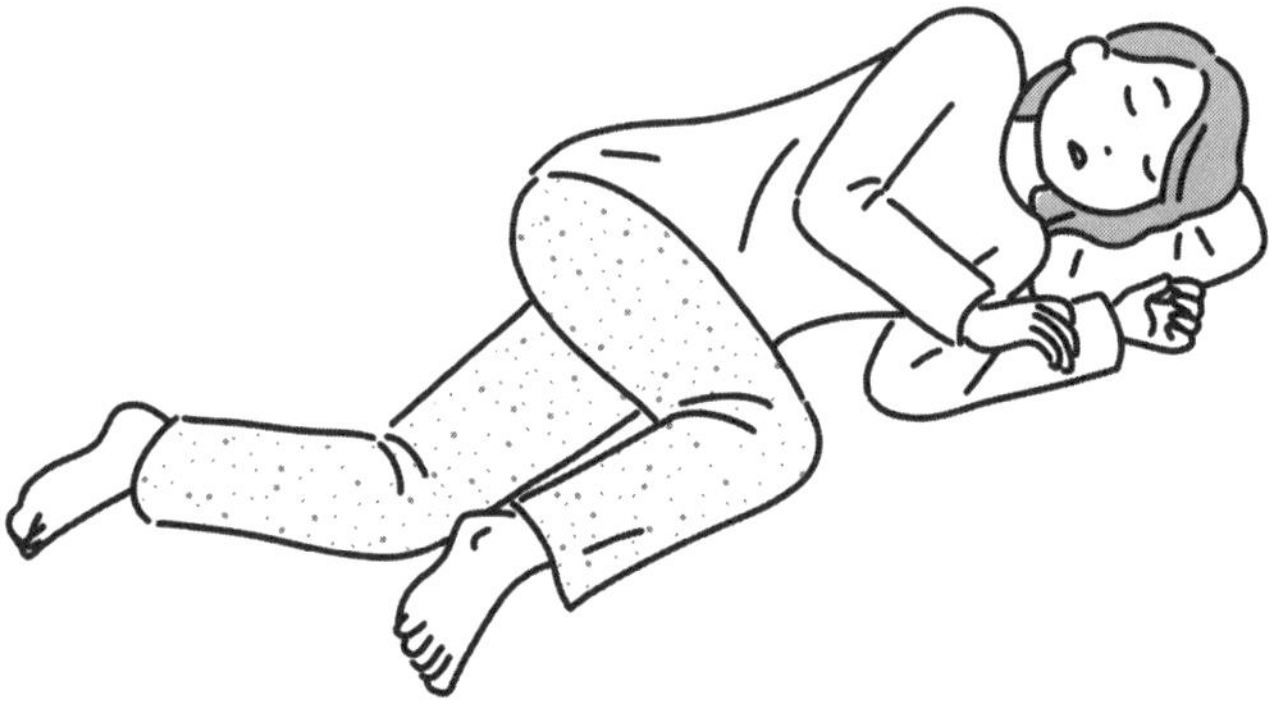

データが証明している横向き寝の効果

いびきの防止なら横向き寝ですぐに効果あり

次のページにあるグラフは、私の患者さんでひどいいびきで悩んでいた20代の女性のデータです。

矢印で示した部分がいびきの状態を表わしています。横向き寝（後で紹介する「スリーピングバックパック」を使用）を実践したところ、まったくと言っていいほど、いびきが消えたことがわかります。

その次のページにあるのは同じ女性の検査数値なのですが、無呼吸の回数も34回から3回に、低呼吸は20回から6回へと劇的に減りました。

横向きに寝るだけで、いびきがここまでなくなったのです。データや数値からも証明されました。

横向き寝でいびきがほとんど消えた

●横向き寝をする前

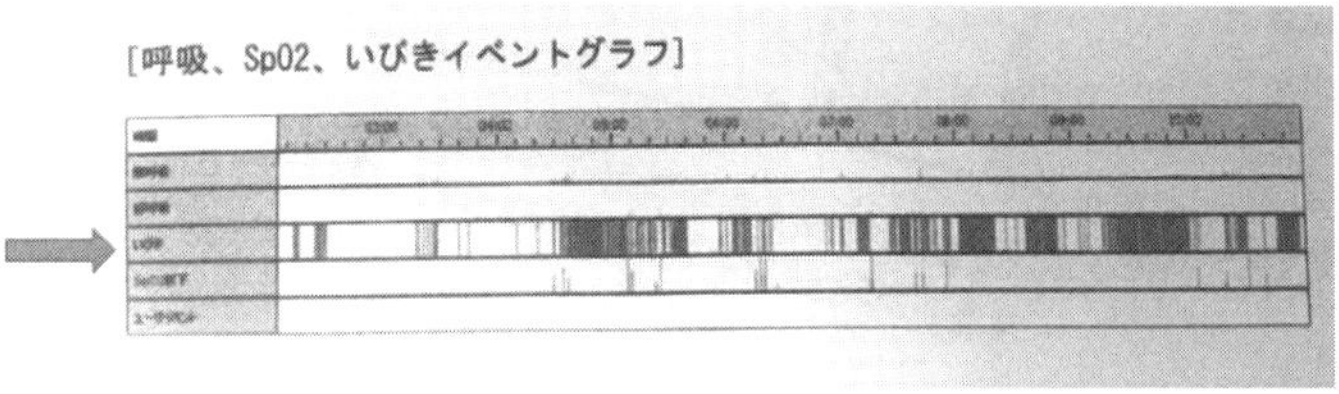
[呼吸、SpO2、いびきイベントグラフ]

●横向き寝をしたとき

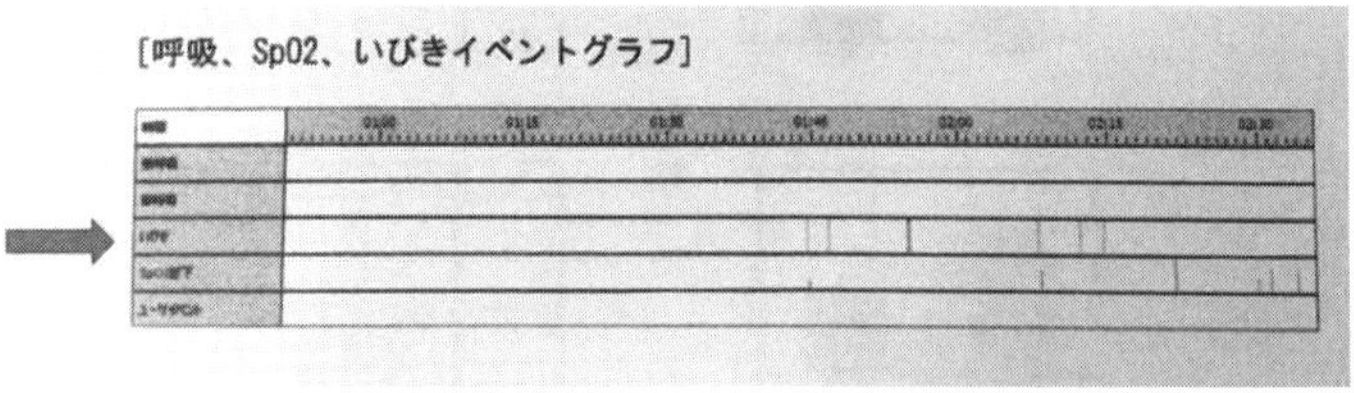
[呼吸、SpO2、いびきイベントグラフ]

横向き寝をする前と後でこんなに変化した

横向き寝をする前			
無呼吸	34回	無呼吸指数（AI）	3.8
低呼吸	20回	低呼吸指数（HI）	2.2
無呼吸と低呼吸が最多のとき、1時間で21回			
平均AHI	6.1		

横向き寝をした後			
無呼吸	3回	無呼吸指数（AI）	1.7
低呼吸	6回	低呼吸指数（HI）	3.4
無呼吸と低呼吸が最多のとき、1時間で9回			
平均AHI	5.1		

睡眠時無呼吸にも横向き寝は効果抜群

横向き寝をすることで、どのぐらい睡眠時無呼吸が良くなるかがわかるデータをいくつか紹介しましょう。

次ページのデータを見てください。

この方は50代男性です。AHIは5・5で「正常に近い軽症」です。ですが、血中酸素濃度の最低値は85ですから、決して楽観はできません。

下にある体位統計を見てみると、寝ているときの姿勢は、仰向け寝が約33%、右の横向き寝が約25%、左の横向き寝が約41%となっています。

ここで注目してほしいのは、それぞれのAHIです。

仰向けのときには12・1ですが、右の横向きでは0・8、左の横向き寝では3・0と、横向きになったときの値がかなり下がっていることがわかります。

これはまさに横向き寝に効果があると言えると思います。

横向き寝で睡眠時無呼吸が改善した①

●50代男性

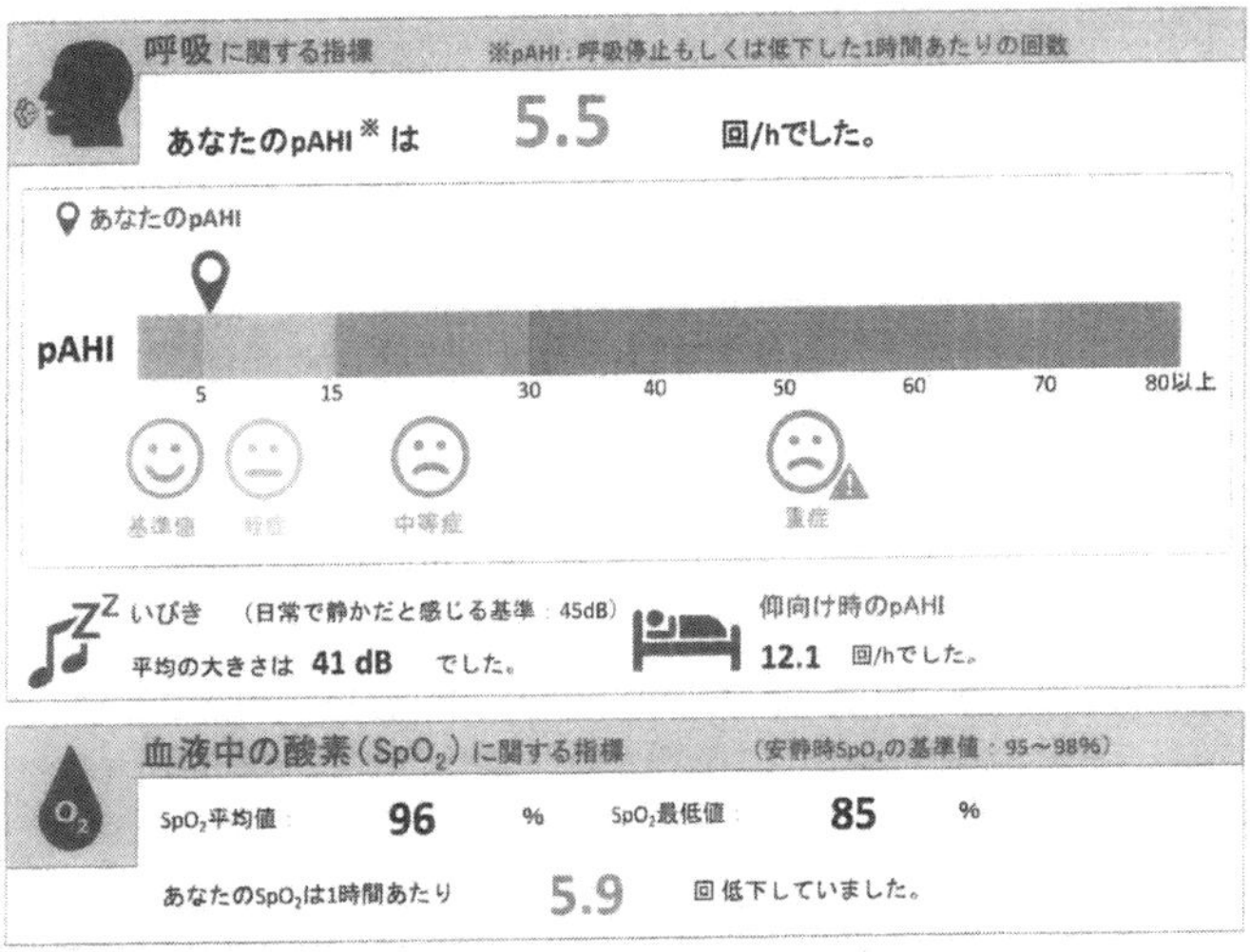

体位統計

体位	仰臥位	伏臥位	右側位	左側位	Non-Supine
睡眠時間(分)	99.4	0.0	74.0	121.5	195.5
睡眠中 %	33.7	0.0	25.1	41.2	66.3
pRDI	16.4	N/A	3.2	8.9	6.8
pAHI 3%	12.1	N/A	0.8	3.0	2.2
ODI 3%	12.1	N/A	0.8	4.0	2.8

軽症なら絶対的に効果がある

次は、60代男性のデータです。一晩に起きた無呼吸の回数は、55回に及びます。AHIは14・5ですから、「中等症に近い軽症」の睡眠時無呼吸症候群です。血中酸素濃度は、平均値は94ですが、最低値は72ですから、かなり問題です。

仰向け寝の姿勢を取っている時間は91・2%、右向きの横寝は7・5%、左向きは1・3%。つまり睡眠時間の9割は仰向けで寝ていることになります。

AHIは、仰向けのときには15・7という中等症の領域にまで上がりましたが、右向きで寝ているときには2・5でした。

2・5は、「軽症」どころか、もはや「正常」と診断される値です。つまりこの男性は、仰向けに寝ていれば「中等症に近い軽症の睡眠時無呼吸症候群」で、横向きになったら「睡眠時無呼吸症候群ではない」状態になったわけです。

「横向き寝」が睡眠時無呼吸の特効薬と言っても過言ではないことがわかる症例だと言えるでしょう。

横向き寝で睡眠時無呼吸が改善した②

●60代男性

呼吸情報

無呼吸低呼吸数	:	77 回		
（無呼吸数	:	55 回）		
（低呼吸数	:	22 回）		
無呼吸低呼吸指数（AHI）	:	**14.5 回/時**		
（無呼吸指数（AI）	:	10.4 回/時）		
（低呼吸指数（HI）	:	4.2 回/時）		
無呼吸低呼吸分類	OAH: --- (---, --%)	CAH: --- (---, --%)	MAH: --- (---, --%)	
無呼吸低呼吸時間	最小：	11 秒	5日	22:59:23
	平均：	37 秒		
	最大：	179 秒	6日	0:38:19
計測閾値	持続時間	≧	10 [秒]	
	無呼吸低呼吸レベル	<	--- [%]	
	無呼吸レベル	<	3 [%]	
	低呼吸レベル	<	20 [%]	

SpO2情報

SpO2降下数	:	116 回			
SpO2降下指数（ODI）	:	**21.9 回/時**			
SpO2降下時間	最小：	4	秒	6日	3:13:28
	平均：	40	秒		
	最大：	143	秒	6日	3:26:16
脈拍数	最小：	32	拍/分	6日	4:18:30
	平均：	67	拍/分		
	最大：	115	拍/分	5日	23:57:25
SpO2	最小：	72	%	5日	23:21:12
	平均：	94	%		
	最大：	100	%	6日	2:12:43

降下レベル　≦　3 [%]　降下後の上昇レベル≦　1 [%]
降下時間の上限≦180 [秒]　上昇時間の上限　≦ 60 [秒]

SpO2降下指数（自動計測結果）
41.2　(2%)　22.1　(3%)　13.0　(4%)

体位情報

<< 仰臥位 >>　4時間49分48秒　（91.2 %）

無呼吸低呼吸数	: 76	回	（無呼吸数	: 55	回）	SpO2降下数	: 114 回
AHI	: 15.7	回/時	（AI	: 11.4	回/時）	ODI	: 23.6 回/時
最大持続時間	: 179	秒				最大持続時間	: 143 秒
	6日 0:38:19						6日 3:26:16

<< 伏臥位 >>　0時間00分00秒　（--- %）

無呼吸低呼吸数	: ---	回	（無呼吸数	: ---	回）	SpO2降下数	: --- 回
AHI	: ---	回/時	（AI	: ---	回/時）	ODI	: --- 回/時
最大持続時間	: ---	秒				最大持続時間	: --- 秒

<< 右側臥位 >>　0時間23分56秒　（7.5 %）

無呼吸低呼吸数	: 1	回	（無呼吸数	: 0	回）	SpO2降下数	: 1 回
AHI	: 2.5	回/時	（AI	: 0.0	回/時）	ODI	: 2.5 回/時
最大持続時間	: 58	秒				最大持続時間	: 58 秒
	6日 4:56:55						6日 4:55:39

<< 左側臥位 >>　0時間04分04秒　（1.3 %）

無呼吸低呼吸数	: 0	回	（無呼吸数	: 0	回）	SpO2降下数	: 1 回
AHI	: 0.0	回/時	（AI	: 0.0	回/時）	ODI	: 14.8 回/時
最大持続時間	: ---	秒				最大持続時間	: 51 秒
							6日 4:11:56

<< 立位/座位 >>　0時間00分00秒　（--- %）

無呼吸低呼吸数	: ---	回	（無呼吸数	: ---	回）	SpO2降下数	: --- 回
AHI	: ---	回/時	（AI	: ---	回/時）	ODI	: --- 回/時
最大持続時間	: ---	秒				最大持続時間	: --- 秒

中等症でも正常値に戻れる

次は、70代女性の患者さんのデータです。

ＡＨＩは23・0ですから「中等症」の睡眠時無呼吸症候群です。血中酸素濃度は、平均値が92で、最低値が73ですから、かなり低い状態です。

体位統計を見ると、仰向け寝で寝ている時間は353・4分、横向き寝の時間は42・0分で、圧倒的に仰向けで寝ている時間が多いのがわかります。

ＡＨＩは、仰向けのときには25・2でしたが、横向き寝のときには4・3まで下がっています。

4・3は「軽症」に近い「正常」値です。つまりこの女性は、仰向けに寝ると「中等症の睡眠時無呼吸症候群」で、横向きになったら「軽症の睡眠時無呼吸症候群に近いけれども、正常の範囲内」になったわけです。

「横向き寝」にどれほどの効果があるか、よくわかっていただけるでしょう。

横向き寝で睡眠時無呼吸が改善した③

●70代女性

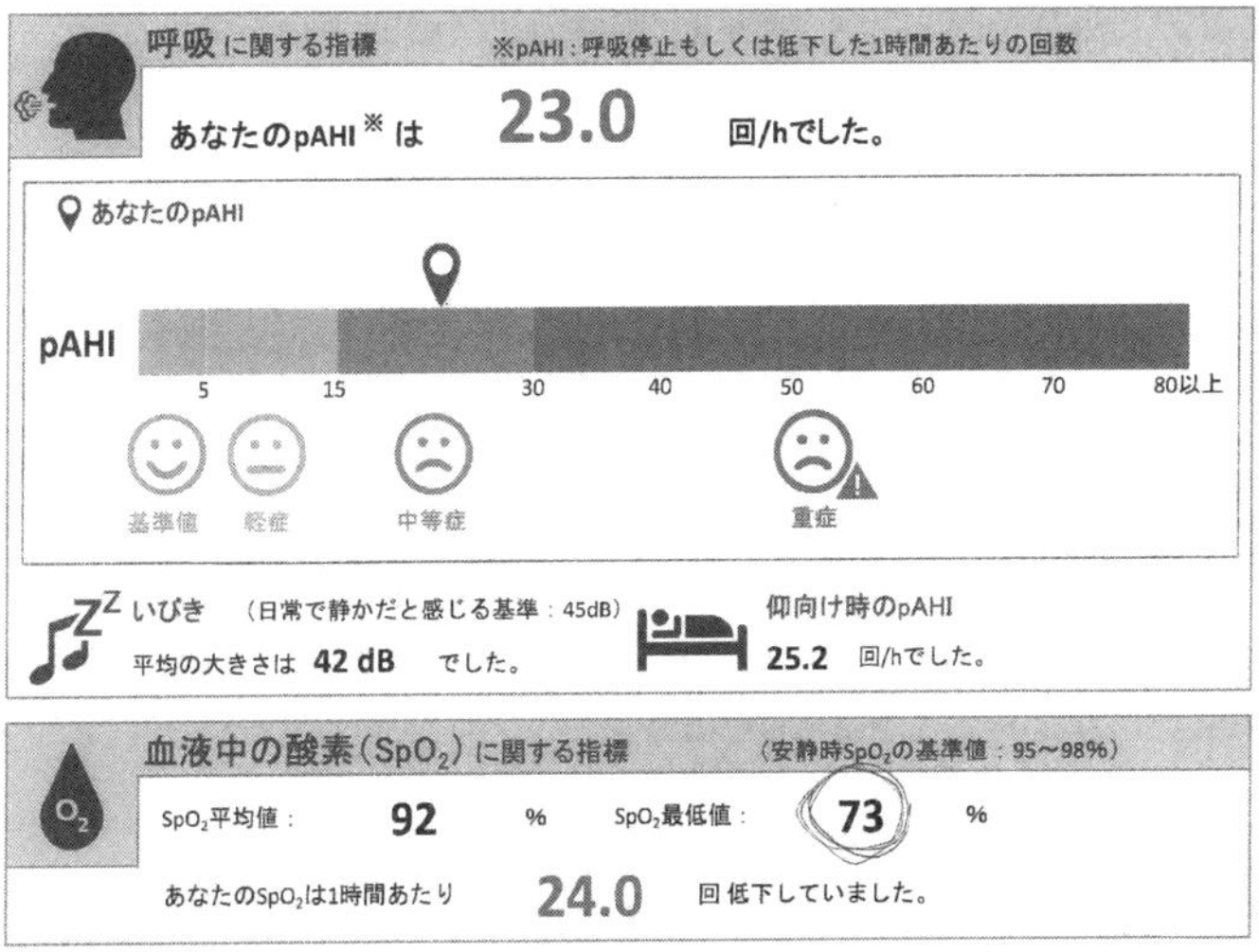

体位統計

体位	仰臥位	伏臥位	右側位	左側位	Non-Supine
睡眠時間(分)	353.4	0.0	42.0	0.0	42.1
睡眠中 %	89.4	0.0	10.6	0.0	10.6
pRDI	26.7	N/A	4.3	N/A	4.3
pAHI 3%	25.2	N/A	4.3	N/A	4.3
ODI 3%	26.2	N/A	5.7	N/A	5.7

重症でも取り組む価値はある

次は40代男性のデータです。ＡＨＩは34・7で、「重症」の睡眠時無呼吸症候群と診断されました。血中酸素濃度も、平均値こそ94ですが、最低値は71ですから、かなり深刻な状態です。できれば、すぐにＣＰＡＰ療法をするほうがいい重症度です。

この人は、仰向け寝が1・2％、右の横向き寝が7・8％、左の横向き寝が約90・5％と、ほとんど左の横向きで寝ていることが検査からわかりました。

ＡＨＩは、仰向けのときには108・4という高値ですが、右の横向きでは16・4、左の横向き寝では35・4でした。35・4もかなり高い値ですが、それでも仰向け寝のときよりもかなり下がっています。

重症になると、横向き寝だけでは充分ではないものの、仰向けよりも横向きで寝ているときのほうが無呼吸は減るので、ＣＰＡＰをしないのであれば、せめて横向き寝をするほうがいいということがよくわかります。

横向き寝で睡眠時無呼吸が改善した④

●40代男性

呼吸情報

無呼吸低呼吸数　：　242　回
（無呼吸数　：　203　回）
（低呼吸数　：　39　回）
無呼吸低呼吸指数(AHI)：　34.7 回/時
（無呼吸指数（AI）：　29.1　回/時）
（低呼吸指数（HI）：　5.6　回/時）

無呼吸低呼吸分類　OAH：――（――.―%）　CAH：――（――.―%）　MAH：――（――.―%）

無呼吸低呼吸時間　最小：　8　秒　5日　2:13:56
平均：　31　秒
最大：　167　秒　5日　5:40:46

計測閾値　持続時間　≧　10［秒］
無呼吸低呼吸レベル　＜　―― ［%］
無呼吸レベル　＜　3［%］
低呼吸レベル　＜　20［%］

SpO2情報

SpO2降下数　：　169　回
SpO2降下指数(ODI)：　24.2 回/時

SpO2降下時間　最小：　8　秒　5日　3:52:46
平均：　36　秒
最大：　139　秒　5日　0:49:28

脈拍数　最小：　63　拍/分　5日　2:09:36
平均：　88　拍/分
最大：　185　拍/分　5日　1:20:31

SpO2　最小：　71　%　5日　5:13:45
平均：　94　%
最大：　100　%　5日　5:25:35

降下レベル　≦　3［%］　降下後の上昇レベル≦　1［%］
降下時間の上限≦180［秒］　上昇時間の上限　≦　60［秒］

SpO2降下指数（自動計測結果）
40.3　(2%)　24.2　(3%)　17.2　(4%)

体位情報

<< 仰臥位 >>　0時間04分59秒　（1.2　%）
無呼吸低呼吸数：　9　回　（無呼吸数：　8　回）　SpO2降下数：　3　回
AHI：　108.4　回/時　（AI：　96.3　回/時）　ODI：　36.1　回/時
最大持続時間：　26　秒　5日　3:33:36　最大持続時間：　32　秒　5日　3:32:33

<< 伏臥位 >>　0時間01分54秒　（0.5　%）
無呼吸低呼吸数：　0　回　（無呼吸数：　0　回）　SpO2降下数：　1　回
AHI：　0.0　回/時　（AI：　0.0　回/時）　ODI：　31.6　回/時
最大持続時間：　――　秒　最大持続時間：　83　秒　5日　1:20:12

<< 右側臥位 >>　0時間32分51秒　（7.8　%）
無呼吸低呼吸数：　9　回　（無呼吸数：　5　回）　SpO2降下数：　8　回
AHI：　16.4　回/時　（AI：　9.1　回/時）　ODI：　14.6　回/時
最大持続時間：　26　秒　5日　3:43:43　最大持続時間：　72　秒　5日　3:43:42

<< 左側臥位 >>　6時間19分08秒　（90.5　%）
無呼吸低呼吸数：　224　回　（無呼吸数：　190　回）　SpO2降下数：　157　回
AHI：　35.4　回/時　（AI：　30.1　回/時）　ODI：　24.8　回/時
最大持続時間：　167　秒　5日　5:40:46　最大持続時間：　139　秒　5日　0:49:28

<< 立位/座位 >>　0時間00分00秒　（――　%）
無呼吸低呼吸数：　――　回　（無呼吸数：　――　回）　SpO2降下数：　――　回
AHI：　――　回/時　（AI：　――　回/時）　ODI：　――　回/時
最大持続時間：　――　秒　最大持続時間：　――　秒

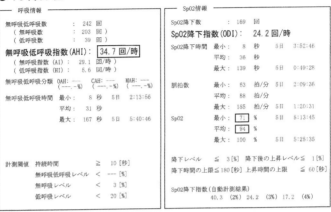

横向き寝をサポートするグッズ

横向き寝のデメリットは補える

いつも仰向けで寝ている人は、横向き寝に違和感をおぼえるかもしれません。
また、残念ながら、横向き寝にもデメリットがあります。横向きに寝ていると、下になる肩や腕に負担がかかるため、血行が悪くなったり、骨盤の歪みやずれの原因になったりします。

横向き寝に慣れ、そのデメリットに対応するためには、寝具を上手に選び、グッズを利用しましょう。横向き寝がいいことに気づいた寝具メーカーが、いろいろな商品を開発しています。

ここでは、そうした商品の中から効果が期待できそうなものをピックアップして紹介していきたいと思います。

横向き寝に向く「マットレス」

マットレスはとても重要です。硬いものではなく、軟らかいものがいいでしょう。身体が沈み込むくらいふかふかなら、横向きに寝ても身体は痛くなりません。

ですが、軟らかすぎてもいけません。

大事なのは、横から見て背骨が真っ直ぐになる（背骨と床が平行になる）ことです。背骨が真っ直ぐになるためには、肩と腰の出っ張っている部分が、適切に沈み込む必要があります。

●高反発がいいか？　低反発がいいか？

「高反発マットレス」は、身体を沈み込ませない程度に硬くなっていることが特徴です。これは寝返りを打ちやすくするためにつくられた製品です。

けれども高反発マットレスで横向き寝をすると、下になったほうの肩と腰が下方向に沈み込まず、逆に反発されて上に持ち上げられる感覚になります。その体勢で眠ると、下に

横向き寝に向いたマットがある

❶マットが硬すぎる

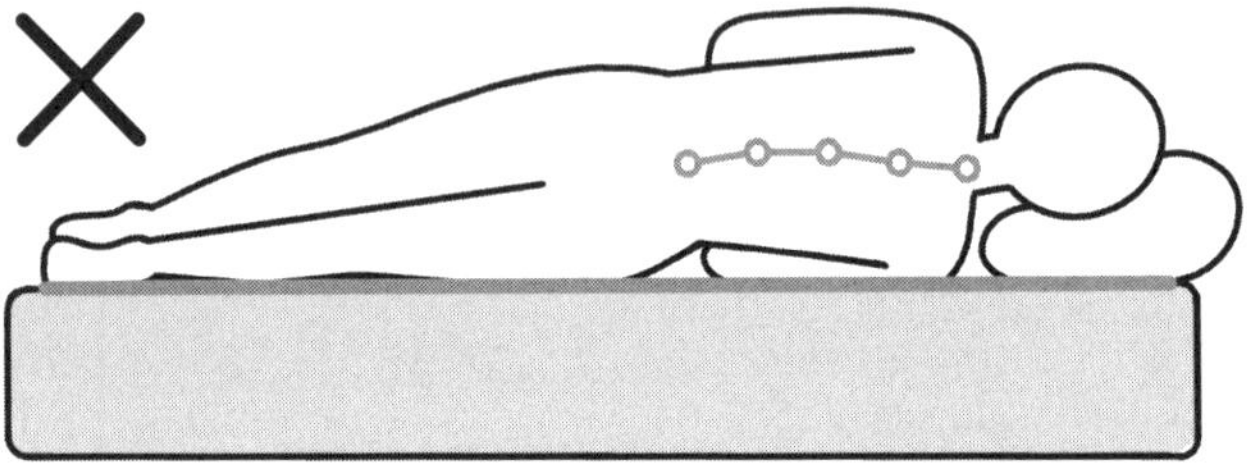

❷マットが軟らかすぎる

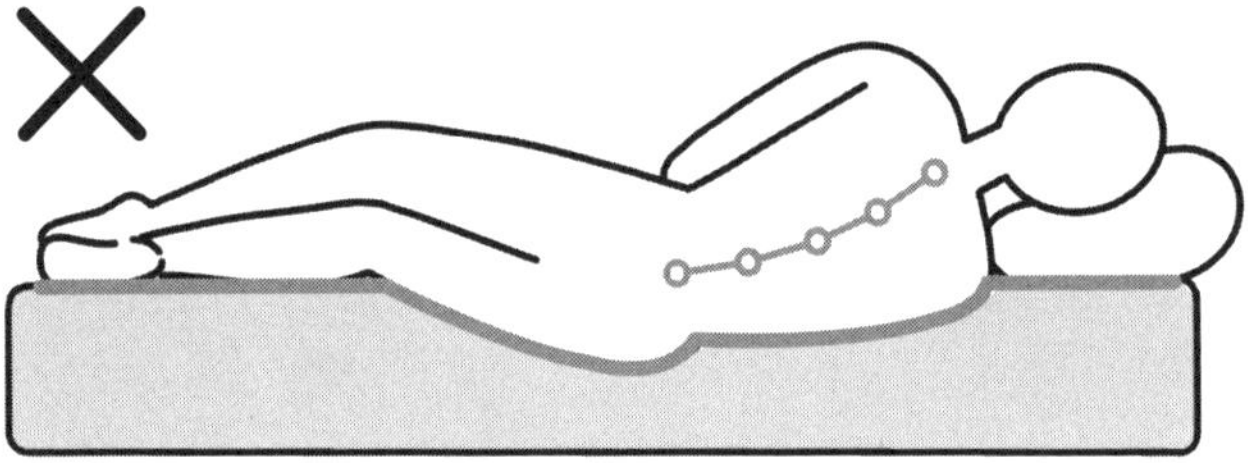

❸背骨が真っ直ぐになる硬さ

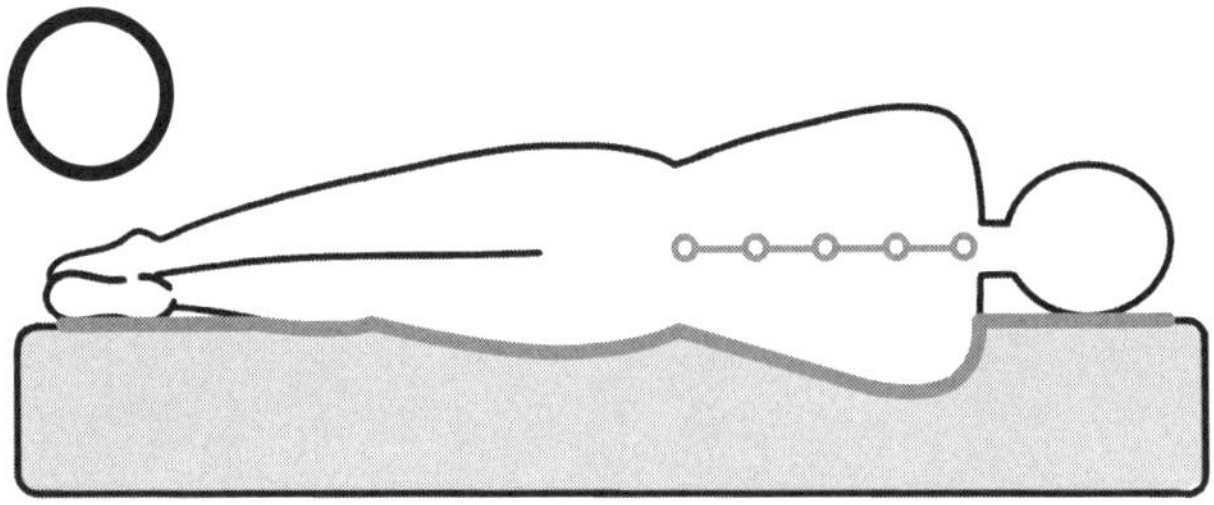

なった腕が痛くなってしまうでしょう。

さらに、このときの背骨は、前ページの①のように曲がっています。身体に負担がかかるので、熟睡できなかったり、起きてから痛みを感じたりします。

ですから、横向き寝には高反発のマットレスは勧めません。

逆に「低反発マットレス」は、身体の曲線や重さに応じて適度に沈み込むこと、体圧が分散されることが特徴です。横向き寝をすると、出っ張っている肩と腰が適度に沈み込みながら、支えられる状態になります。

製品の品質にもよりますが、このときの背骨は前ページの③のように真っすぐな状態です。出っ張っている肩や腰への負担も少なくて済むはずです。

●理想的なマットレス

ただし、横向きで寝ても、睡眠中に寝返りを打って仰向けになることがあります。仰向けのときには低反発よりも高反発のほうが向いているというジレンマが生じます。

理想的なマットレスは、硬い層と軟らかい層を組み合わせて、自然に身体が横を向きやすくなるタイプです。まだ商品は少ないのですが、開発されつつあります。

頭と首を支える「横向きサポート枕」

枕には、頭と首を支え、背骨を自然な位置に保つ役割があります。

横を向いて寝ると肩が下になって、仰向けのときとは頭と首の高さが違ってきます。仰向けを想定してつくられた枕で横向き寝をすると、首の位置が自然でなくなり、肩こりや頭痛の原因にもなります。そればかりか、首の後ろに余分な厚みができて呼吸を阻み、睡眠時無呼吸を悪化させる可能性もあります。

横向きのときには、仰向きのときよりも枕は高めでないといけません。ですが、横向きに寝ても寝返りで仰向けになることもあるので、そのときには高くなりすぎるというデメリットがあります。

ですから横向き寝には、両端が高めで中央が低めになっている、横向き専用の枕を使うほうがいいのです。ゆるやかな凹型になっているので、仰向けは中央で、左右を向いたときにはサイドで首を支えます。仰向けでも横向きでも、背骨は床に平行で、真っ直ぐになる仕組みです。

横向きサポート枕のいろいろ

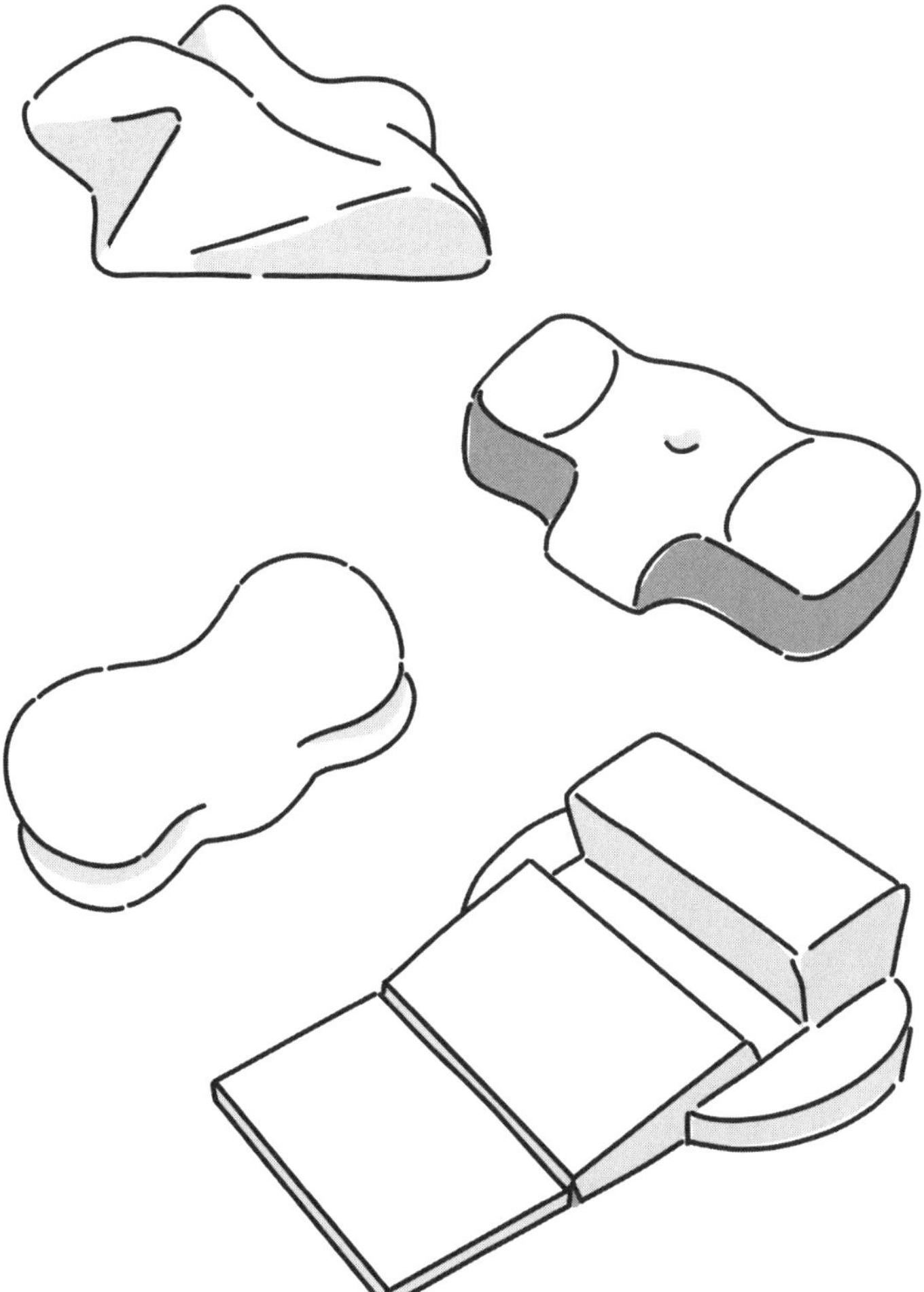

姿勢を安定させる「抱き枕」

横向き寝を楽にするには、抱き枕を使うといいでしょう。横向きの姿勢を安定させ、圧力を分散し、身体にかかる負担を減らします。

抱き枕のいろいろ

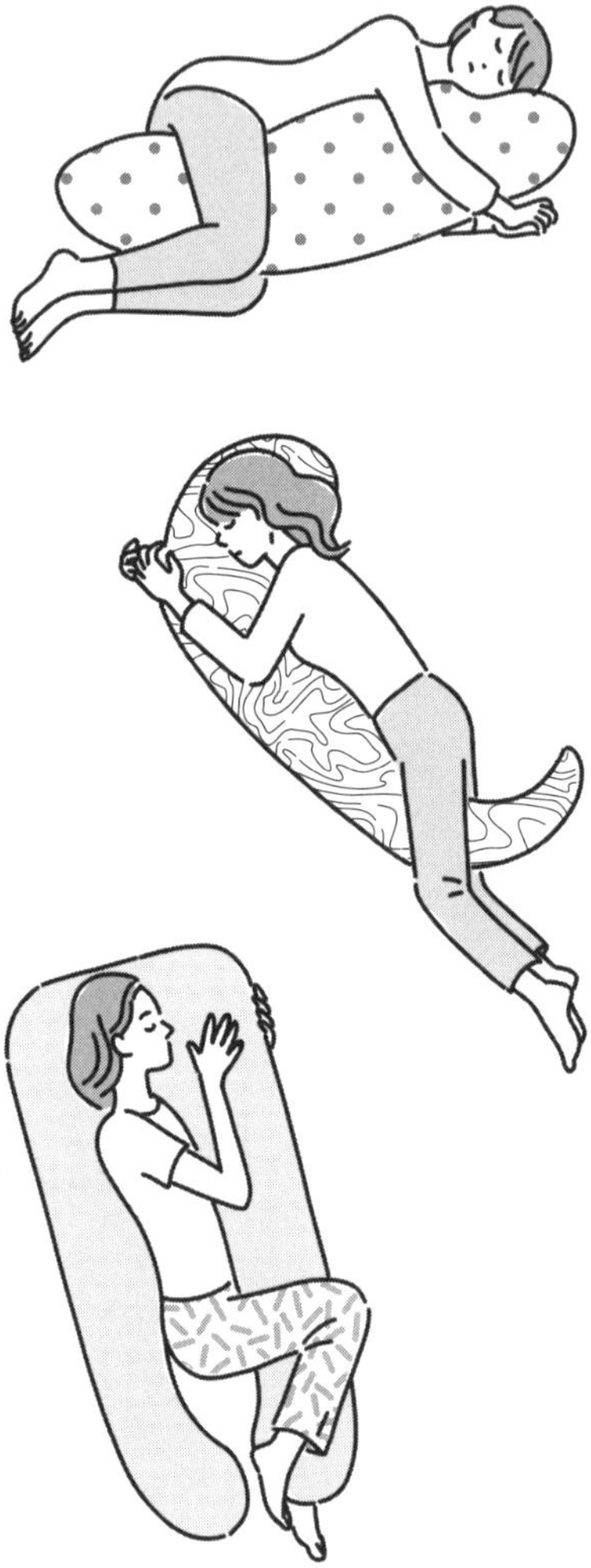

横向き寝の癖がつく「スリーピングバックパック」

リュックを背負って寝ると、自然に横向きになります。背負って寝ることを1～2カ月続けると、自然に横向き寝の習慣がついて、あとはリュックを背負わなくても横向きで寝られるようになります。

スリーピングバックパック

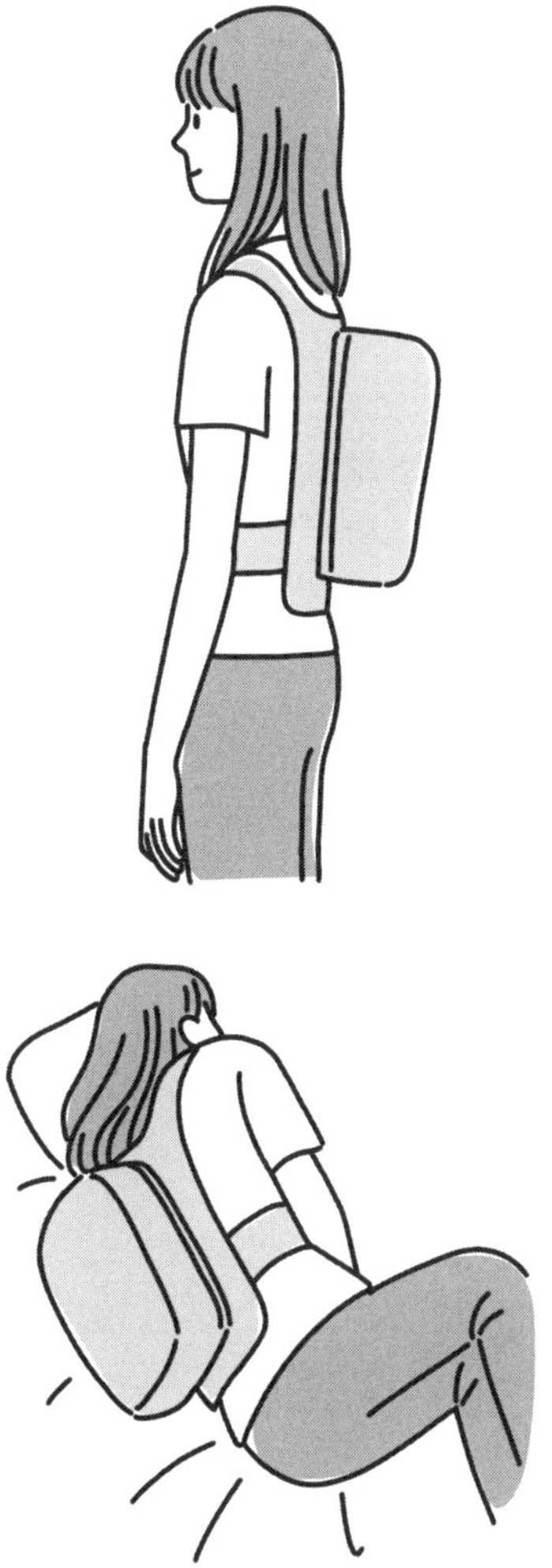

特にデイバッグに慣れた若い人に勧めるのですが、「よく眠れた」「熟睡した」という感想が多いです。

リュックを背負っていたら、寝返りが打てないと思うかもしれません。でも、ちゃんとうつ伏せを経由することで寝返りを打つことができます。

●スリーピングバックパックは自作できる

スリーピングバックパックは、市販品を買わなくても、自分で簡単につくれます。軽い登山に行く程度の小ぶりのリュックの中に、タオルをパンパンに詰めるだけです。

いろいろなグッズを試したらいい。
自分が「気持ちいい」と思えるものが
たぶん一番いいグッズじゃないかな

第 **4** 章

睡眠に
良いとされることは
何でもやってみる

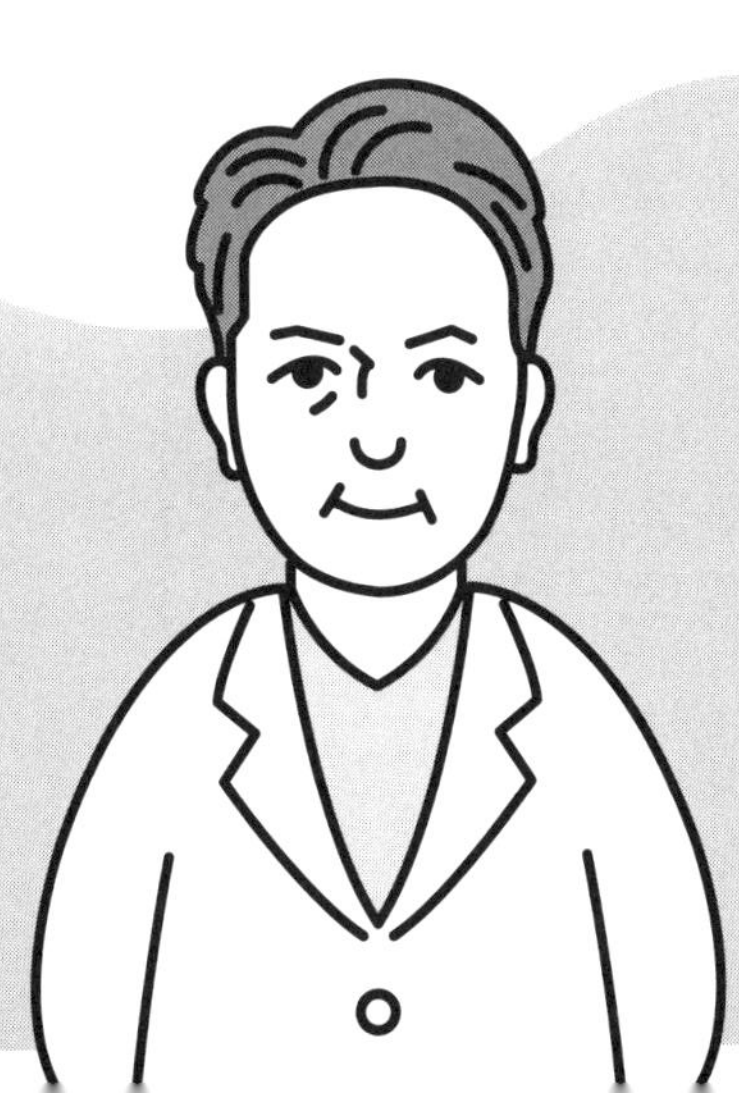

良い睡眠のために自分を変える

肥満の人は体重を減らす

肥満（ＢＭＩ25以上）の人が睡眠時無呼吸になりやすいことは第１章で述べました。肥満だと喉の周囲にも脂肪がついているため、上気道が塞がりやすいのです。

ですから肥満が原因で睡眠時無呼吸になった人は、適正体重に戻すことで治る可能性があります。

高齢になると、かなりストイックなダイエットや運動が必要なので簡単ではありませんが、少しでも体重を減らすようにしましょう。20代で太っていなかった人は20代の体重を目標に、20代ですでに太っていた人はＢＭＩ25ぐらいを目指してください。

ＣＰＡＰをつけていた肥満の患者さんが、不断の努力をしてしっかり減量した結果、ＣＰＡＰの必要がなくなったという例もあります。

鼻呼吸の習慣をつける

あなたは息をするとき、「鼻呼吸」と「口呼吸」のどちらでしていますか？

本来、人間は口を閉じて、鼻呼吸をするものです。鼻から吸った空気は、鼻の中で温められ、加湿され、細菌や埃などの異物が取り除かれます。鼻水やくしゃみは、鼻から入ったウイルスや細菌、花粉やゴミなどの異物を体外に出すためのものです。つまり、鼻を通して空気を出し入れすることはとても大切なのです。

ところが現代人は、うっすらと唇を開けて、口で息をすることが多くなっています。こうした口呼吸は、口の中を乾燥させ、浄化されない空気を体内に取り込みます。

さらに、口呼吸は鼻呼吸よりも大きな呼吸なので、必要以上に二酸化炭素が体内から出てしまいます。

二酸化炭素は体内で酸素をつくるのに必要なもので、口呼吸で二酸化炭素を出しすぎていると、体内は酸素不足になってしまいます。つまり、酸素を入れて二酸化炭素を出すというガス交換に適しているのは鼻呼吸なのです。

鼻呼吸をするために理想的な口の中

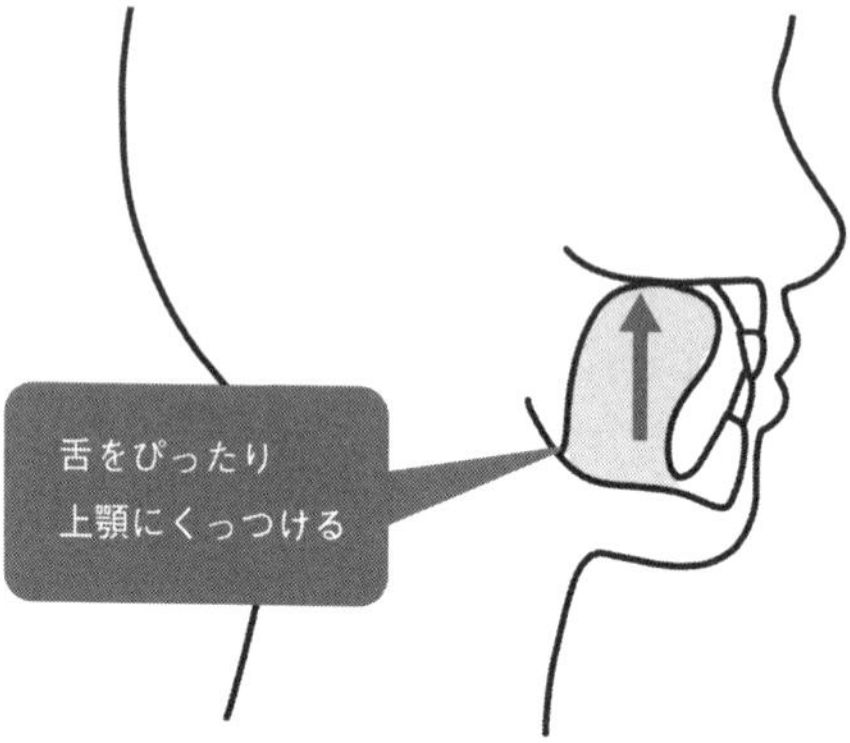

何より口呼吸を続けていると、だんだん舌が下がってきます。

つまり、睡眠時無呼吸の引き金にもなるということです。

ですから、鼻呼吸をする習慣をつけましょう。

鼻呼吸をするには、次のように舌が上顎につくようにすればいいのです。

①唇を閉じる（上下の歯は触れない）。
②舌の先を上の前歯の付け根あたりにぴったりつける。
③舌全体を吸盤のように吸い上げ、上顎に密着させる。
④その状態をずっと保つ。

舌を鍛える

上気道を塞いでしまうところは人によって少しずつ違いますが、舌の根であることも多いのです。

実は舌のほとんどは、「舌筋《ぜっきん》」と呼ばれる〝筋肉〟でできています。

筋肉だから自分の意志で動かすことができます。

筋肉だから鍛えることもできます。

逆に言えば、筋肉だから使わなくなると弱くなります。舌筋の力が落ちると、舌が下に落ちて、気道が塞がれ、睡眠時無呼吸を引き起こすことになります。

言い換えれば、舌を鍛えることで睡眠時無呼吸の予防や改善につながるのです。舌を鍛えることで、自然に鼻呼吸もできるようになります。高齢になってからの誤嚥《ごえん》も防ぐことが期待できます。

舌を鍛える体操は、次のようにいくつかあります。

●あいうべ体操

舌筋を鍛え、口呼吸を鼻呼吸に改善し、口内の健康にもいいと推奨されています。

次の①～④を1セットとし、1日30セットを目安に毎日続けます。

あいうべ体操

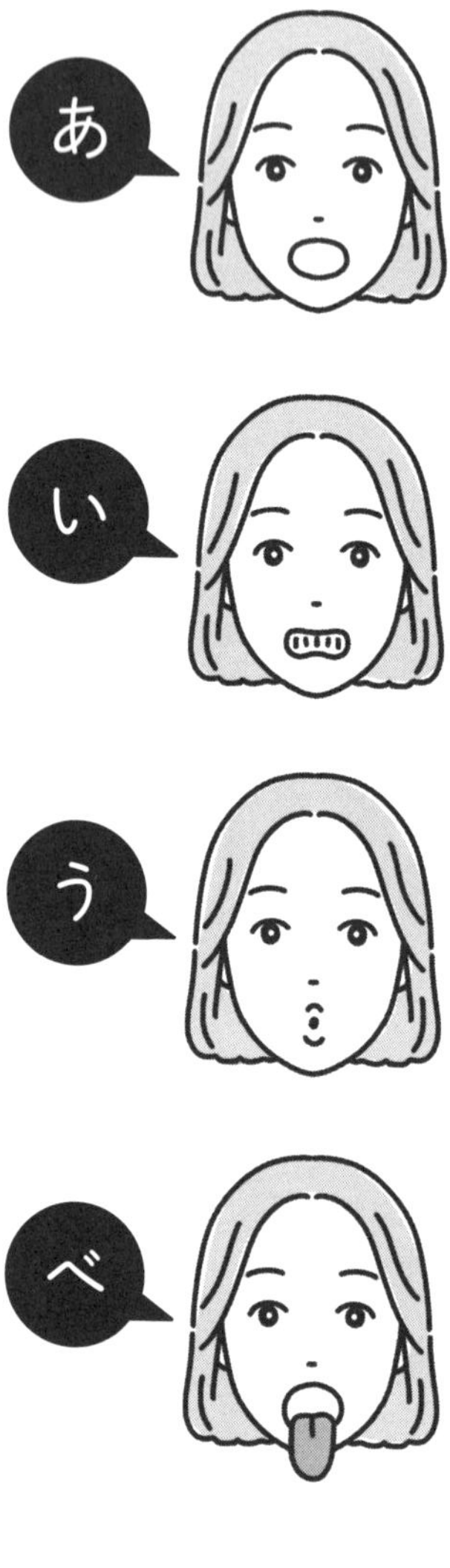

❶「あー」と口を大きく開く。

❷「いー」と口を大きく横に引っ張る。

❸「うー」と口を強く前に突き出す。

❹「べー」と舌を突き出して下に伸ばす。

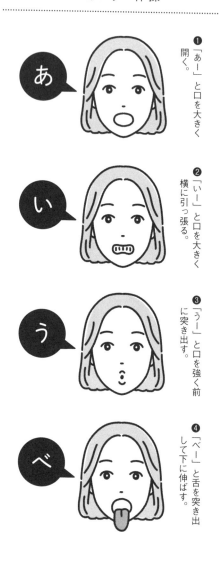

●舌回し体操

これは舌をぐるぐる回す運動です。次の③と④をそれぞれ20〜50回。1日3セットを目安に毎日続けます。

舌回し体操

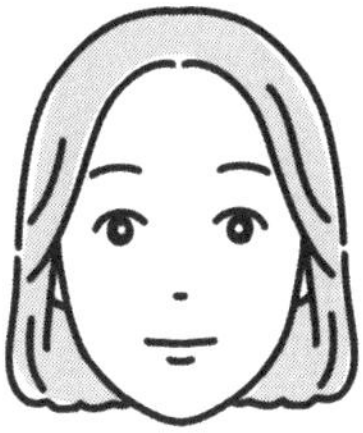

❶口を閉じる。

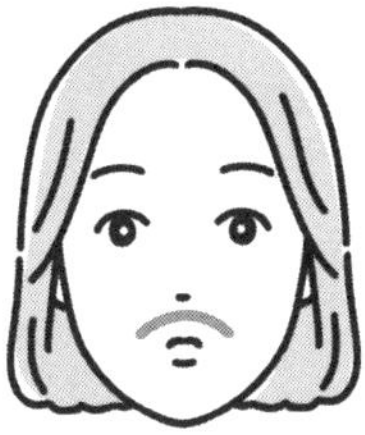

❷舌先を上の歯茎の表《おもて》面に当てる。

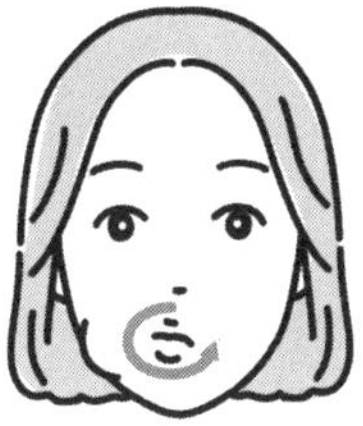

❸舌先を歯茎に当てたまま一方向にぐるぐると、できるだけ速く回す。

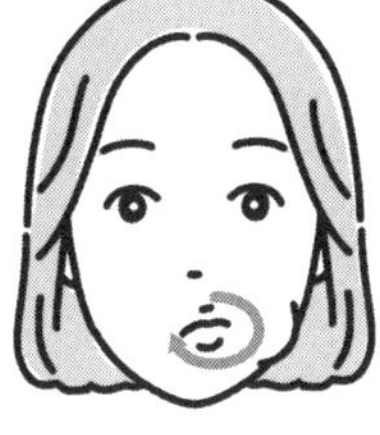

❹反対回りでもぐるぐる回す。

●ホッピング

舌を持ち上げる力をつけるために、歯科で取り入れられている舌の体操です。次の①～②を15回ぐらい。慣れたら「ポンッ、ポンッ、ポンッ」と繰り返し鳴らします。

ホッピング

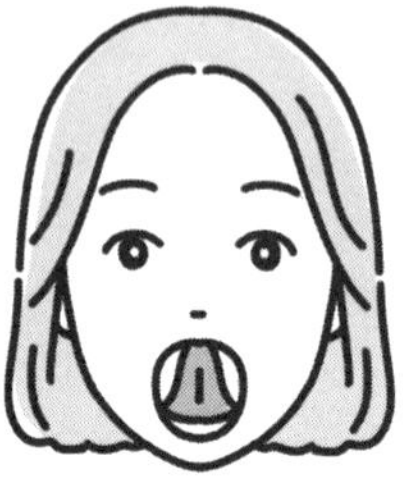

❶舌を上顎につけ、舌全体で上の顎を吸い上げるように力を入れる。

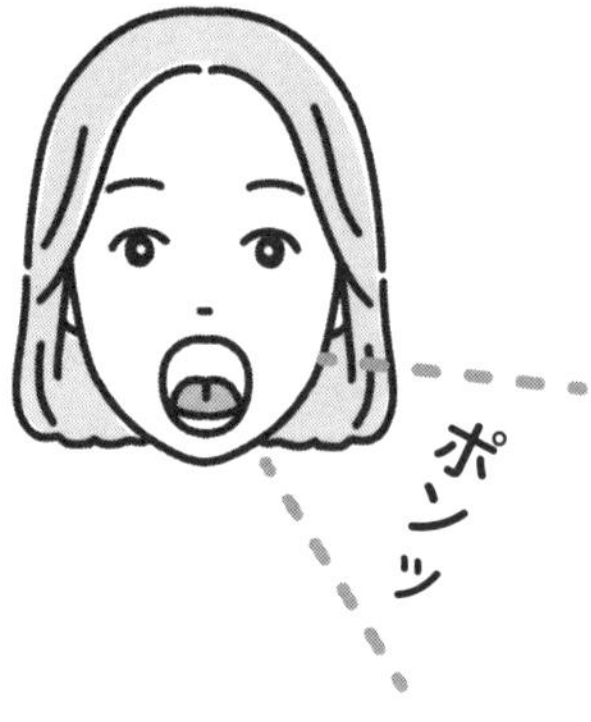

❷そのまま上の顎をはじくように、「ポンッ」と音が鳴るように離す。

●パタカラ体操

あいうべ体操をすると、口や舌が疲れてしまう人におすすめです。介護施設では誤嚥を防ぐ目的でも取り入れられています。次の①〜④を5回繰り返します。

パタカラ体操

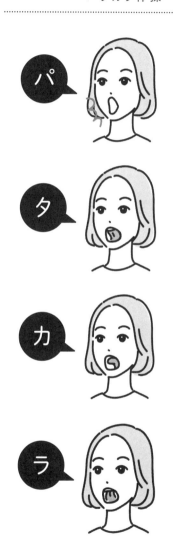

❶しっかり口を閉じて、唇をはじくように「パ」を10回ぐらい繰り返す。

❷舌先を上顎につけて「タ」を10回ぐらい繰り返す。

❸喉の奥を閉じるようにして「カ」を10回ぐらい繰り返す。

❹舌を丸め、舌先を上顎の前歯の裏につけて「ラ」を10回ぐらい繰り返す。

良い睡眠のために日常生活を改善する

「体内時計」を毎日リセットする

睡眠中には成長ホルモンをはじめ、多くのホルモンが体内でつくられます。「メラトニン」もその一種です。

メラトニンには「睡眠ホルモン」という別名があり、「眠気を誘う」「深い睡眠を維持する」「睡眠サイクルを調整する」「睡眠の質を良くする」という働きがあります。ですから、「メラトニンをたくさんつくる」ことが、質の良い睡眠につながります。

●光は昼間に浴びて夜は避ける

メラトニンは「セロトニン」という神経伝達物質を材料につくられます。セロトニンは朝起きたときから脳でつくられ、日中に適度な日光浴をすることで豊富になります。そのセロトニンを材料に、メラトニンは朝の目覚めから14～16時間後につくられはじめます。

このような規則性は、「体内時計」がつかさどっています。睡眠と覚醒もまた、体内時計のもとで一定のサイクルを刻んでいます。ところが体内時計の1日は24時間よりも少しだけ長いので、毎日リセットする必要があるのです。朝、起きてすぐに明るい光を目に入れれば、体内時計がリセットされます。

仕事が休みでも、だらだら寝ているようなことは避けて、普段通りに起床しましょう。寝不足がたまった「睡眠負債」（後述）は解消しなければいけませんが、それは惰眠をむさぼることではありません。不規則な生活は体内時計を狂わせます。


メラトニンは明るいところではあまりつくられません。昼間は太陽光のおかげでメラトニンがつくられないから、目を覚ましていられるのです。

メラトニンは暗くなってからつくられるものなので、本来は夜に日中の十数倍の量がつくられるのが普通です。ところが夜にスマホやパソコンの画面、スポーツクラブの照明などによって明るい光を浴びると、メラトニンがつくられなくなります。そうなると寝つきが悪くなります。

メラトニンをちゃんとつくって質の良い眠りを得るには、夜は明るい光を避けましょう。特に「ブルーライト」は最も強く体内時計に影響する強い光です。

●昼寝も計画的に実行する

睡眠時間が足りなかったり、睡眠の質が悪かったりすれば、昼間に眠くなります。だから と言って眠気に任せてしっかり寝てしまうと、夜になっても眠れなくなり、逆に睡眠障害の原因になると言われます。

昼間に眠くなったら、15〜30分くらいの仮眠を取るといいでしょう。

睡眠時間が足りていても生理的に眠くなることはあるので、健康な人でも15〜30分くらいの仮眠を取るのはいいのです。

いろいろな食品をバランス良く食べる

脂肪・糖分・塩分の摂りすぎに気をつけながら、毎日3食きちんと食べましょう。朝食を抜くと、体内時計が遅れ気味になってしまいます。

食材にはそれぞれの良さがあるので、偏らずに食べるのが一番いいのですが、特に睡眠時無呼吸の改善に役立つ可能性があると言われる栄養素や食材を記しておきます。

●セロトニンの材料になるタンパク質とビタミン

前述したように、睡眠ホルモンとも呼ばれるメラトニンは、セロトニンを材料につくられています。

そしてセロトニンの材料になるのは、「トリプトファン」という必須アミノ酸、つまりタンパク質の一種です。トリプトファンは、肉や魚、豆腐や納豆、牛乳やチーズ、ピーナッツやアーモンド、バナナなどにたくさん含まれています。

ただしセロトニンは、トリプトファンだけではつくられません。セロトニンがつくられるためには、「ビタミンB6」も必要です。ビタミンB6は、魚（シャケ、サンマ、イワシ、マグロなど）、ニンニク、牛のレバー、鶏肉などにたくさん含まれています。

朝食でトリプトファンとビタミンB6をしっかり摂れば、昼間にセロトニンがつくられ、夜になるとメラトニンがつくられて、スムーズに眠りに入れます。

●入眠しやすくなるグリシンとギャバ

眠りに入るときには、手足から熱が発散されて、深部体温（脳や腸など、身体の奥の体温）が下がっていきます。

「グリシン」というアミノ酸には、深部体温を下げ、睡眠リズムを整える働きがあります。グリシンは、エビ、ホタテ、イカ、カニ、カジキマグロなどの魚介類にたくさん含まれています。

「ギャバ（GABA）」という神経伝達物質は、興奮を抑えてリラックスさせる作用があり、不眠に効果的だと言われます。ギャバは玄米、胚芽米、粟、大麦などの雑穀、トマトなどの野菜、ココアやチョコレートなどに含まれています。

睡眠に良いと言われる栄養素を少しだけ紹介しましたが、これに囚われて偏った食事をすることはくれぐれも控えてください。他にも身体に良い栄養素はたくさんあります。いちいち考えず、いろいろな食品をバランス良く食べるのがベストです。

摂りすぎに要注意の飲食物

●カフェインは時間帯に気をつける

コーヒー、紅茶、緑茶、抹茶などはもとより、エナジードリンク、チョコレート、ココアなどにも含まれるカフェインには覚醒作用があるので、運転中や仕事中に愛飲している人は多いでしょう。

けれどもカフェインは、眠気を起こす「アデノシン」という物質の働きを抑える作用があります。

日中によく活動するとアデノシンが蓄積されて、夜になるとそのアデノシンが眠気を起こすというサイクルがあるのですが、摂りすぎたカフェインはそのサイクルを阻んでしまいます。

さらにカフェインには、利尿作用もあります。寝る前にカフェインを摂取してしまうと、眠気を飛ばすばかりか、夜中にトイレに行きたくなるので、寝る前にお茶などを飲むのは控えましょう。

これは寝る前だけではありません。カフェインの覚醒作用は、摂ってから30分ぐらいで効果が現れはじめ、1～3時間でピークを迎えて、その後3～6時間で影響が消えるそうです。逆算すると、寝る5～6時間前にはカフェインを摂るのはやめたほうがいいということになります。

昼間であっても、摂りすぎては夜まで影響するので気をつけてください。

●お酒は控えめにする

アルコールは筋肉を緩めるため、お酒を飲んだ後で仰向けに寝ると気道が狭くなります。また、多量のアルコールはレム睡眠を減少させてしまいます。ですから、過度な飲酒はしないほうがいいのです。

特に寝る直前には控えましょう。「寝酒」という言葉がありますが、寝る前のお酒は「寝つき」を良くすることはあっても、「睡眠の質」を良くすることはありません。逆に、眠っている間にアルコールは分解されるのですが、血液中のアルコール濃度が低くなることで、夜中に目が覚めたり、浅い睡眠が増えたりして、睡眠の質が下がります。

さらに、アルコールの利尿作用で、夜中のトイレも増えてしまいます。

また、お酒の飲みすぎは肝臓に負担を強い、肥満にもつながります。決して「百薬の長」ではありません。控えめを心がけてください。

適度な運動で身体を疲れさせる

質の良い睡眠を取れるかどうかは、昼間の活動にもかかっています。定期的で、適度な運動習慣があるほうが、寝つきは良くなります。

アメリカでの調査ですが、「運動をしない人」の睡眠の満足度は53％、「運動をする人」は70％でした。また、「よく眠れた」と答えた人は、運動の高度が上がるほど多くなっていました。

運動にも、ジョギング、サイクリング、水泳などの「有酸素運動」と、筋トレや短距離走に代表される「無酸素運動（レジスタント運動）」がありますが、どちらも睡眠の改善に効果があります。

運動で気持ちいい疲労感を得られれば、副交感神経が働きやすくなり、寝つきが良くなって深い眠りにつながります。脂肪が燃焼すれば、肥満解消の一助にもなります。

ただし、寝る前の激しい運動は勧めません。昼間は仕事で行けないからと、夜の10時を過ぎてからスポーツクラブで汗を流す人もいますが、激しい運動は寝る2時間前までには終えてほしいところです。

本来、夜は副交感神経が優位になって、睡眠ホルモンであるメラトニンが分泌され、身体は寝る準備を始めるときです。ところが、その時間に明るい光を浴びながらしっかり運動してしまうと、交感神経が優位になってメラトニンが出にくくなり、体内時計が狂ってしまいます。

しかも、眠気は「深部体温」（脳や腸など、身体の奥の体温）が上がった状態から下がっていくときに起こるようになっているのですが、運動で上がった深部体温はなかなか下がりません。

運動は夕方までにするのが理想です。夜は軽いストレッチぐらいがベストです。

寝る前の入浴とストレッチ

眠るときにはリラックスして、「副交感神経」が優位になっていることが必要です。また前述のように、身体は深部体温が上がった状態から下がっていくときに眠気が起こるようになっているので、入浴やストレッチによって副交感神経を優位にして、深部体温の上下をコントロールしましょう。

●上手な入浴法

入浴すると手足の血管が拡がり、入浴後には熱が外に逃げていきます。これが深部体温のコントロールです。

ですから、いったん体温を上げることが必要になるわけですが、決して熱いお湯がいいということではありません。熱いお湯に入ると交感神経が優位になり、逆効果になってしまいます。

38～40℃のぬるめのお湯に10～20分くらい浸かるのが理想です。ぬるめのほうが、心拍数を下げて身体をリラックスさせる副交感神経の働きが優位になります。リラックスできるアロマオイルや入浴剤を使うのもいいでしょう。

入浴は、ベッドに入る1～2時間前がベストです。寝る直前に入浴しても、急に副交感神経は働きません。

●寝る前のストレッチ

ストレッチとは筋肉を伸ばすこと。就寝前の適度なストレッチは、自律神経のバランスを整えます。

ストレッチで手足の血行が良くなれば、手のひらや足の裏から熱が逃げて、寝る前に体温を下げることもできます。

身体を軽く動かすことで、ほどよく疲れて眠りやすくなる効果も期待できます。硬くなった身体を軟らかくすることで、横向きに寝る準備にもなります。

ストレッチにもいろいろありますが、寝る前にするといいと言われているものをいくつか紹介します。決して全部をする必要はありません。1つか2つでいいので、毎日やることがポイントです。

腕の上げ下げ

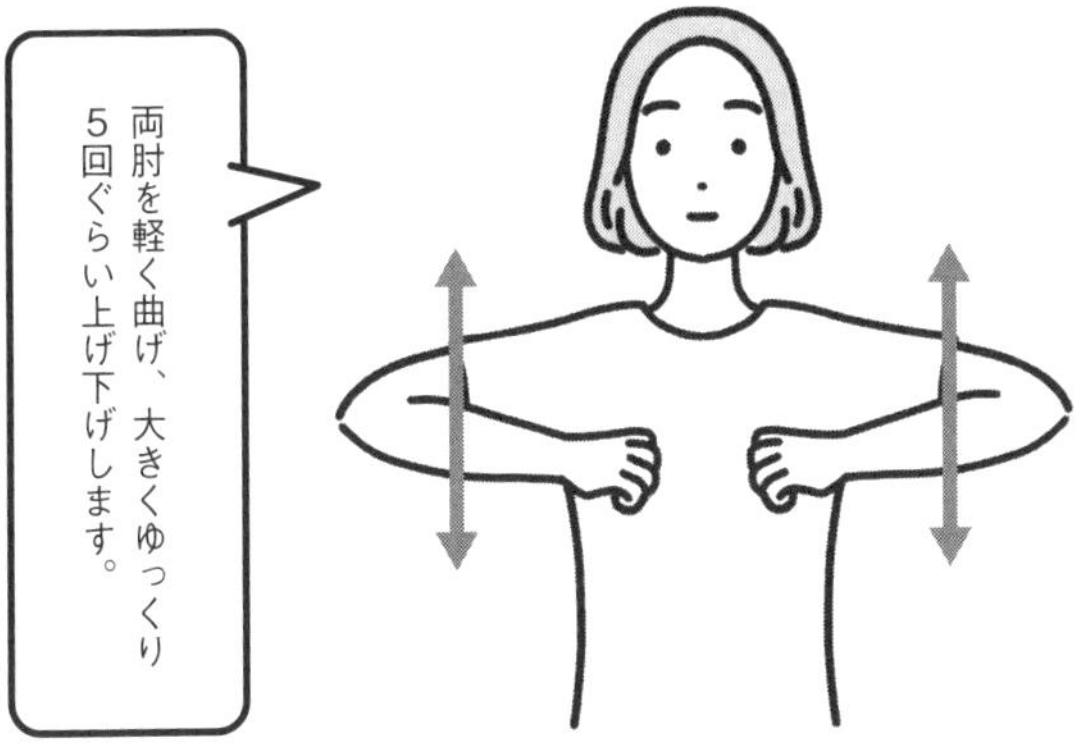
両肘を軽く曲げ、大きくゆっくり5回ぐらい上げ下げします。

腕のグルグル回し

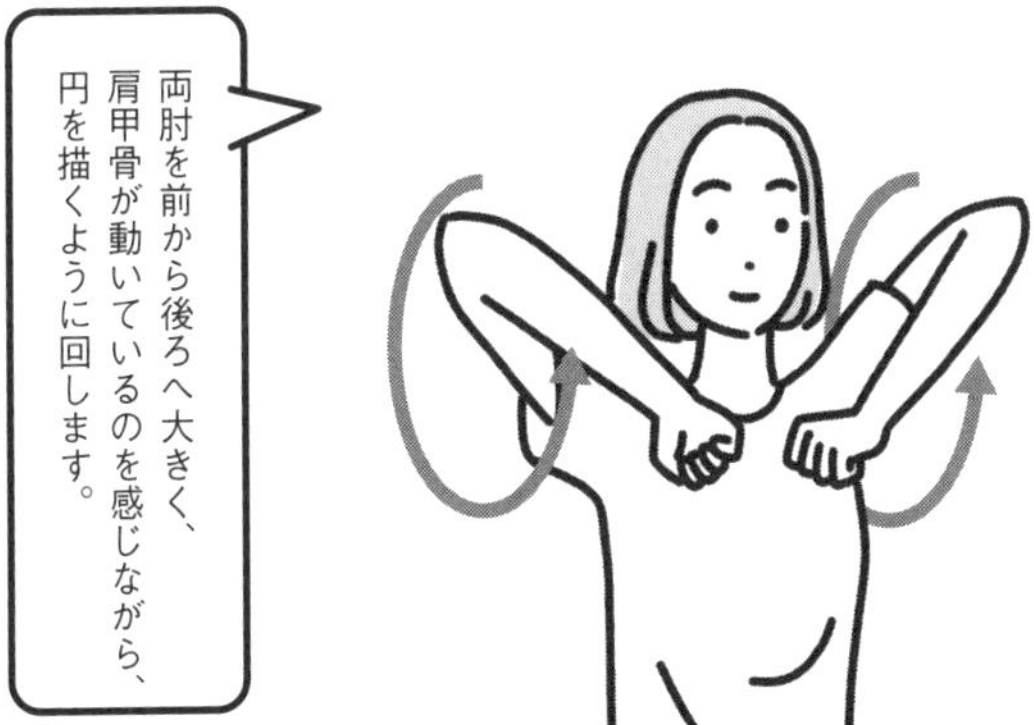
両肘を前から後ろへ大きく、肩甲骨が動いているのを感じながら、円を描くように回します。

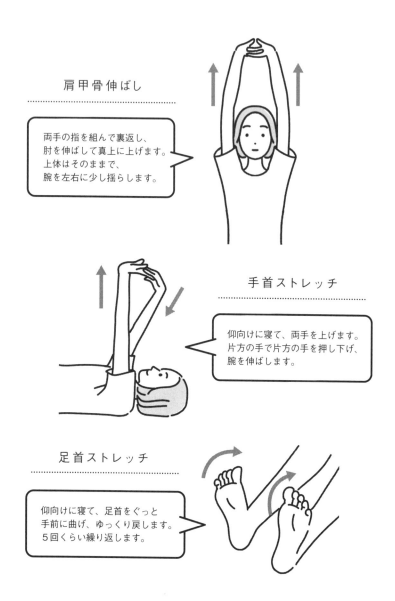

肩甲骨伸ばし

両手の指を組んで裏返し、
肘を伸ばして真上に上げます。
上体はそのままで、
腕を左右に少し揺らします。

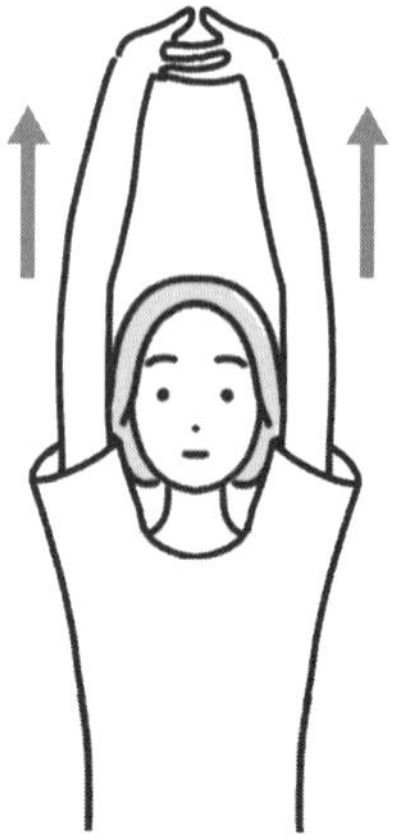

手首ストレッチ

仰向けに寝て、両手を上げます。
片方の手で片方の手を押し下げ、
腕を伸ばします。

足首ストレッチ

仰向けに寝て、足首をぐっと
手前に曲げ、ゆっくり戻します。
5回くらい繰り返します。

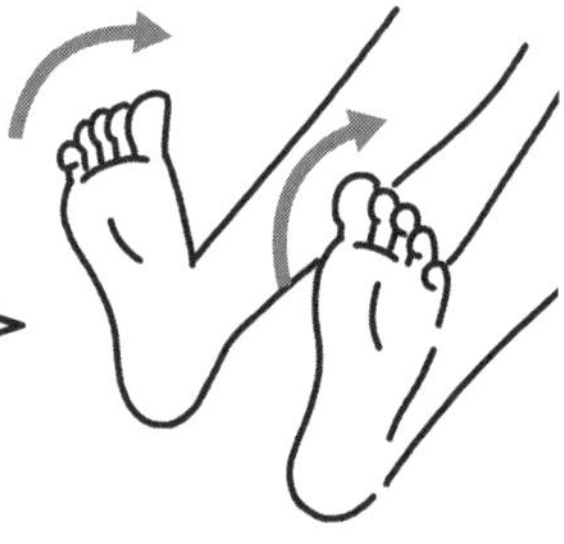

寝室の環境や寝具を見直す

●明るすぎない部屋にする

外国のホテルに泊まったときなどに、ぼんやりとした間接照明だけで天井に明かりがなく、「暗すぎる」と感じたことがあるかもしれません。けれども、それは睡眠前には理想的な環境です。

夜、明るくて強い光を浴びるとメラトニンの分泌が減ってしまうので、床に就く3時間前からは、昼間と同じレベルの光を避けてください。寒色系ではなく、暖色系の弱い光がおすすめです。眠るときには真っ暗がいいと言われますが、ごくほのかな明かりがあるほうが安心して寝つける人もいるので、どちらでもいいでしょう。夜、トイレに起きるときにも〝明るすぎない〟照明が理想です。

なお、部屋を暗めにしても、大きな音が聴こえていては意味がありません。夜は「音」も穏やかな環境に身を置いてください。

●部屋の温度と湿度

眠るのに適した室温は、夏で28℃以下、冬で16～19℃と言われます。冬は寝具やパジャマに保温性が高いものを使うので、夏よりも低めでいいのです。

逆に夏は睡眠中に温度が高くならないように気をつけて、エアコンをしっかり使ってください。

温度だけでなく、湿度にも気を配ってください。

夏は眠りに入った直後に汗をかきやすい傾向にあるので、エアコンの除湿運転を使って汗を乾かせば、眠りやすくなります。エアコンで調節するなら、湿度は50～60％がいいでしょう。

逆に冬は乾燥しやすいので、加湿器を使うなどして、湿度は50％ぐらいまで上げるほうがいいでしょう。

●パジャマやシーツの素材

パジャマには寝はじめの汗を吸い取ったり、明け方の寝冷えを防いだりする役割もあるので、着て眠るほうがいいでしょう。空気を逃がすために、袖口や裾が広いものを選んでください。

肌に密着するTシャツや、裾が閉じたスウェットなどはおすすめしません。表面に凹凸のある生地はおすすめです。

パジャマやシーツの素材は、通気性が高く、保湿性が低いものが理想ですが、寝心地も重視して選んでください。

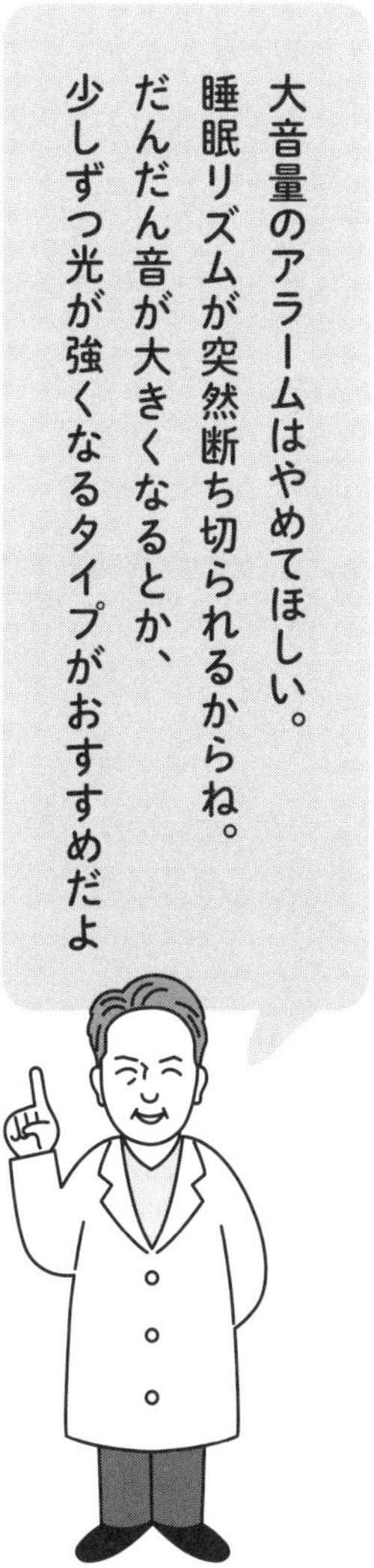
大音量のアラームはやめてほしい。
睡眠リズムが突然断ち切られるからね。
だんだん音が大きくなるとか、
少しずつ光が強くなるタイプがおすすめだよ

「睡眠負債」を精算する

この本の最後に「睡眠負債」の話をしましょう。

「睡眠負債」は、米国睡眠医学の父と言われるウィリアム・C・デメント教授により提唱された言葉で、日々の睡眠不足が借金のように積み重なった状況を表わしていて、もしもそこから「債務超過」の状態に陥ってしまうと、日常生活や心身に悪影響を及ぼすおそれがあるということになります。

日本人が世界的にもワーストレベルの睡眠不足になっているという事実は、序章で紹介しましたが、もしあなたが睡眠不足で「睡眠負債」が溜まっているなら、いびきや無呼吸を改善するだけでなく、その負債を精算することも目指してください。

そこで大切になるのが「睡眠時間」です。

仕事やテレビを見る時間を優先させて、余った時間を睡眠に充てると、睡眠不足になりやすくなります。先に「睡眠時間」を確保しましょう。

睡眠時間の理想は7・5～8時間と序章で書きましたが、最適な睡眠時間は1人1人異なります。自分に最適な睡眠時間を知って、その時間を確保してから、生活するようにしましょう。

ここで自分に最適な睡眠時間を知る方法を2つ紹介します。

(1) 4日間連続で寝たいだけ寝る

激務に追われている人には少し難しいのですが、連休などを利用して、4日間連続で、眠りたいだけ眠ってください。睡眠負債を抱えている人は、初日の睡眠時間は長くなるでしょう。でも、2日目、3日目となるにつれて、少しずつ短くなっていくはずです。そうして睡眠負債を清算し終えた4日目の自然な睡眠時間が、あなたにとって最適な睡眠時間だと思ってください。

(2) 30分早く寝る

床に就く時刻をいつもより30分早めます。最初は慣れないので眠りにくいかもしれませんが、5日もすれば慣れるでしょう。慣れたら、さらに30分早めます。それを繰り返し、少しずつ睡眠時間を延ばしていき、起きたときに「よく寝た」という実感が得られたら、それがあなたに最適な睡眠時間です。

なお、睡眠負債を清算するために、週末に〝寝だめ〟をするのはやめてください。睡眠負債を清算したら、週末も、平日と同じ就寝時刻・起床時刻を目指しましょう。

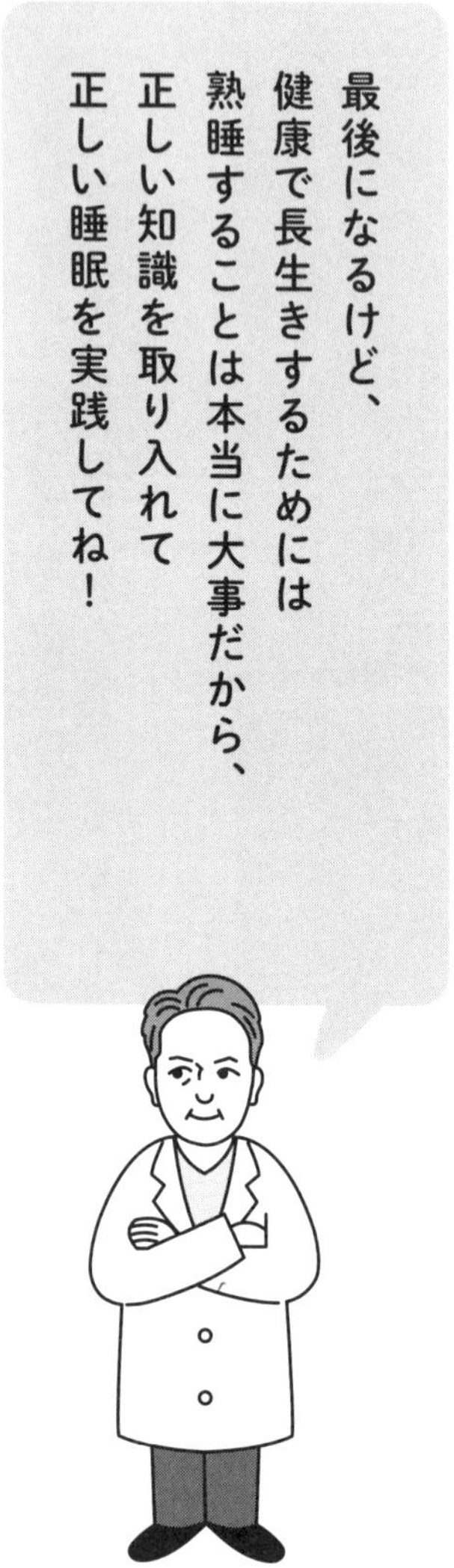
最後になるけど、
健康で長生きするためには
熟睡することは本当に大事だから、
正しい知識を取り入れて
正しい睡眠を実践してね！

あとがき

睡眠時無呼吸の病態は、実はまだよくわかっていません。専門に診る医師は本当に限られています。それでも、放っておけば重篤な病気につながることは判明しています。いびきが気になる人、睡眠時無呼吸症候群ではないかと心配している人は、どうか真正面から向き合ってください。

睡眠の重要性や、睡眠時無呼吸の危険性についての理解は、少しずつですが深まっています。医療器機メーカーや寝具メーカーも、対応する製品をどんどん開発しています。どうか希望を持ってください。

私は2024年9月にスリープ国際ハートクリニックつくばをオープンしました。循環器内科、心臓血管外科とともに、睡眠時無呼吸症候群の専門病院も標榜しています。

睡眠時無呼吸に悩む患者さんに寄り添い、川の上流で病気を食い止めるアップストリーム治療をしていくつもりです。

ですが、私のクリニックまで来られない患者さんもたくさんいるはずです。そういう方は、ぜひこの本で書いたことを実践してみてください。きっと良くなるはずです。睡眠が変われば、生活が変わります。人生も変わります。

最後に、この本を書くために私を支えてくれた方たちに、この場を借りてお礼を申し上げます。

参考文献・出典

・「睡眠不足で３兆４０００億円損失」日本経済新聞　２００６年６月８日朝刊
・「『寝不足の国』どう解消?」毎日新聞　２０１４年5月17日朝刊
・He J, et al :Mortality and apnea index in obstructive sleep apnea -Experience in 385 male patients. Chest, 94,9-14,1988
・「健康づくりのための睡眠ガイド２０２３」健康づくりのための睡眠指針の改訂に関する検討会／厚生労働省
・「２０２３年改訂版　循環器領域における睡眠呼吸障害の診断・治療に関するガイドライン」日本循環器学会など
・「平成30年国民健康・栄養調査報告」厚生労働省
・「Gender data portal 2021: Time use across the world」OECD
・「西川睡眠白書２０２３　～日本人の睡眠調査～」日本睡眠科学研究所
・「レスメド　世界睡眠調査２０２４」ResMed
・「歯科医だからわかった睡眠呼吸障害の治し方」百田昌史／現代書林
・「横向き寝解説ガイドブック」竹田浩一
・ＮＨＫ健康チャンネル「快眠につながる〝寝る前ストレッチ〟」（２０２３年1月25日）
・「眠りナビ」フランスベッド

いびき・睡眠《すいみん》時《じ》無《む》呼吸《こきゅう》を自分《じぶん》で治《なお》す横向《よこむ》き快眠法《かいみんほう》

2024年 9月18日　初版第1刷

著　者 ――――― 末松義弘《すえまつよしひろ》
発行者 ――――― 松島一樹
発行所 ――――― 現代書林
〒162-0053　東京都新宿区原町3-61　桂ビル
TEL／代表　03(3205)8384
振替00140-7-42905
http://www.gendaishorin.co.jp/

ブックデザイン＋DTP ――― 吉崎広明（ベルソグラフィック）
イラスト・図版 ――――― にしだきょうこ（ベルソグラフィック）

印刷・製本：㈱シナノパブリッシングプレス
乱丁・落丁本はお取り替えいたします。

定価はカバーに
表示してあります。

ISBN978-4-7745-2023-0 C0047